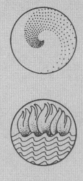

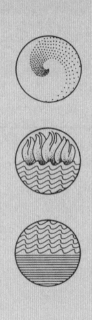

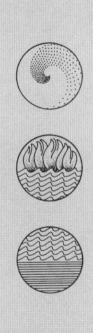

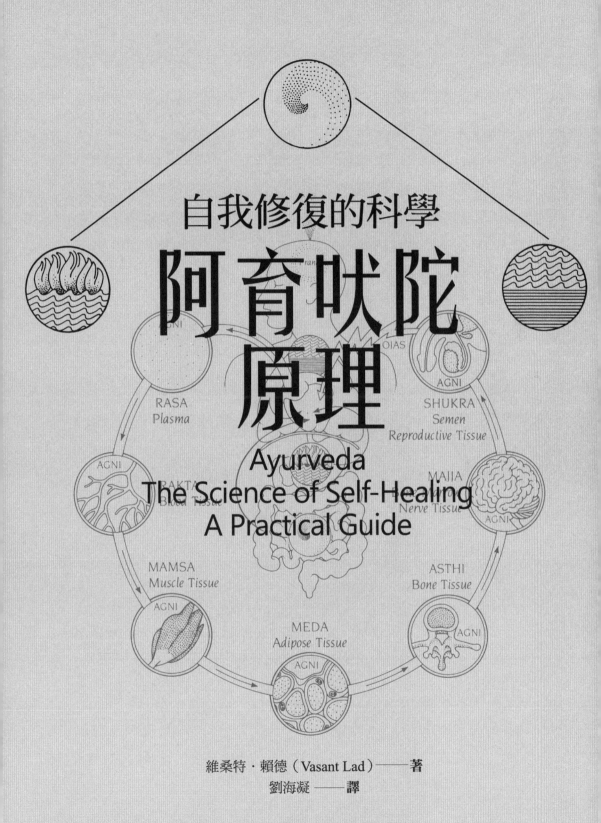

自我修復的科學

阿育吠陀原理

Ayurveda
The Science of Self-Healing
A Practical Guide

RASA
Plasma

SHUKRA
Semen
Reproductive Tissue

MAJJA
Nerve Tissue

RAKTA
Blood Tissue

OJAS

AGNI

ASTHI
Bone Tissue

MAMSA
Muscle Tissue

MEDA
Adipose Tissue

AGNI

維桑特・賴德（Vasant Lad）——著

劉海凝——譯

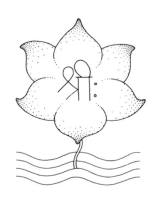

獻給母親、父親、

薩古魯汗比爾巴巴聖人（Satguru-Hambir Baba）

和親愛的帕普（Pappu），

他們教導我生命、愛、慈悲、簡單和謙遜。

致謝

筆者要向以下為本書的創作做出貢獻的人表示感謝：

安吉拉・沃妮科（Angela Werneke），美術家，負責本書所有美術作品，包括插圖、表格和圖表。安吉拉的工作為本書增色不少。

大衛・麥肯斯（Davod Mackenzie），攝影師，非常感謝他在藝術表達方面的全力付出。

馬庫巴・伊奎特（Malinda Elliott）和哈利艾特・斯拉維斯（Harriet Slavitz），編輯，他們花費了大量的時間和精力，全心投入整理手稿的工作中。

拉萬・阿爾特（Lavon Alt），打字員，負責製作索引。

蘇珊・沃海茲（Susan Voorhees）、貝奇・沃海爾（Becky Vogel）、彼得・菲斯克（Peter Fisk）和威恩漢・普頓（Win Hampton），模特兒。他們花費了大量時間和精力，擺出各種姿勢進行拍攝。

吉姆・瑞德里奇（Jim Redlich），感謝他對阿育吠陀的支持和貢獻。

雷尼・布蘭科（Lenny Blank）。筆者在此特別感謝親愛的雷尼，是他為本書提供了指導和啟發。如果沒有他全心的投入和奉獻，這本書無法面世，我對摯友的感激之情無以言表。

前言

　　本書的靈感源自於作者強烈的信念，即阿育吠陀應以簡單實用的方式被人們所瞭解。迄今為止，阿育吠陀在西方一直被視為一門深奧的學問，事實上它是簡單實用的生命科學，其原理適用於每個人的日常生活。阿育吠陀所剖析的元素，涉及了人類生活的各個方面。它為追求和諧、平安和長壽的人們，提供了經過數千年精煉和考驗的指導。

　　本書的內容將會為讀者帶來恆久的價值。阿育吠陀的知識並非基於不斷變化的研究資料，而是源自聖賢的永恆智慧，是聖人透過虔誠的內觀和冥想所得到的真知，亦是宇宙意識全然而完整的表達。阿育吠陀是永恆的知識，希望本書所呈現的內容和闡釋，能夠使所有讀者，無論男女，都能從中終生獲益。

　　阿育吠陀涉及醫學的八個主要分科，包括兒科、婦科、產科、眼科、老年病學、耳鼻喉科、普通內科和外科。這些醫學專業是根據以下概念劃分的：五大元素（空、風、火、水、土）、三大體質（tridosha）、七大組織（dhatus）、三大廢物（尿液、糞便和汗液）；以及生命的三位一體：身、心、靈。本書將清楚闡明這些概念。

　　本書主要是阿育吠陀的基本概述，包括檢查、診斷和治療、長壽養生、草藥治療和其他日常保健知識。

　　當學生對阿育吠陀有了基本的瞭解後，就會發現在阿育吠陀的哲人著作中，仍有大量古代知識寶藏有待探索，例如外科醫師妙聞（Sushruta）的著作（他在兩千多年以前，著有一部關於外科手術的經典著作《妙聞集》〔*Sushrula Samhita*〕）。妙聞的著作中已經應用了許多現代醫學。在其他主題中，他還詳細論述了後現代解剖和外科整形手術的過程，這在幾個世紀後成為現代整形手術的基礎。他改進了用釘子連接斷骨的技術；他確定了與身體重要器官有關的一些關鍵穴位（marmas），這些部位的外傷可能非常嚴重甚至會致命。在妙聞的眾多貢獻中，他還發明了一種特殊的放血療法來治療血源性疾病。在以上簡短的介紹中，能夠清楚看出，我們可以從古代的阿育吠陀大師那裡學到很多東西。

　　阿育吠陀的智慧是以印度的古語——梵文記錄的。因此，當沒有合適的英文用來翻譯解釋時，作者有時會使用梵文來說明某些阿育吠陀醫學概念。當這些詞第一次出現在本書中時，會清楚簡單地闡明每個詞的含義。

　　這是筆者的第一本書，特別要向阿育吠陀領域的導師們表示感謝，特別是阿育吠陀醫師納納爾（B. P. Nanal）。作者曾在提拉克阿育吠陀醫學院（Tilak Ayuveda Mahavidhyalaya）學習，後來被任命為內科講師和教授，在 Seth Tarachand Ramnath 阿育吠陀醫院進行了住院醫師的實習，並在那裡擔任醫務主任。此外，我還要感謝我的學生和朋友，是他們的愛、熱情和支援，激勵我完成了這本書。同時，我也要對讀者們表示感謝，祝福你們在學習和成長的過程中，為自己開啟阿育吠陀知識的大門。

維桑特・賴德 醫師
1984 年，新墨西哥州聖塔菲市（Santa Fe）

目次

致謝 004
前言 005

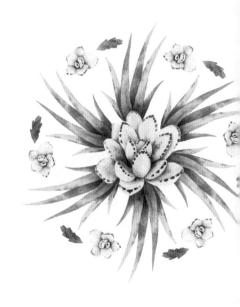

阿育吠陀的歷史與哲學 013

數論哲學創世論 017
最古老的生命科學 018
阿育吠陀與人體潛能 019
阿育吠陀、瑜伽和密法 020
阿育吠陀與西方思想 021

五大元素與人體 023

人體小宇宙 025
感官 026
五大元素、感覺器官及其功用 028

人體體質 029

風能、火能和水能在體內的位置 031
三大生命能量的功能 032
瞭解三大生命能量 033
認識個人體質 036
風能體質 037
火能體質 038
水能體質 039
人體體質的構成（自然體質） 041
心理特質 040

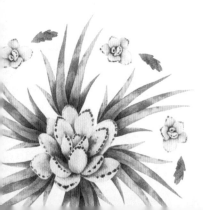

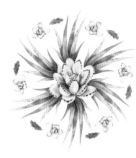

4 疾病的發展過程 *043*

疾病的種類 *045*

三大體質的疾病傾向 *045*

健康或生病的關鍵——阿格尼 *047*

被壓抑的情緒 *049*

三大廢物 *050*

　尿液檢查 *053*

七大組織 *054*

　營養物質的循環和組織的轉化 *056*

5 屬性與人體的關係 *057*

　二十種屬性及其作用 *060*

　三大生命能量的屬性、元素 *061*

6 診斷方式 *063*

撓動脈脈搏測量 *065*

　脈搏檢查圖示 *068*

　脈診圖示 *069*

　脈搏位置圖 *070*

　經脈和五大元素圖示 *071*

　脈搏和器官圖示 *072*

舌診 *073*

　舌診圖示 *074*

臉部診斷 *076*

　臉部診斷圖示 *077*

唇診 *078*

　唇診圖示 *079*

指甲診斷 *080*

　指甲診斷圖示 *081*

眼睛診斷 *082*

　眼睛診斷圖示 *083*

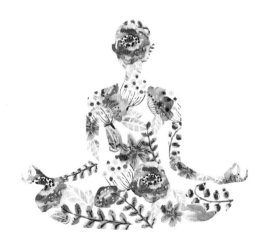

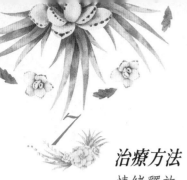

7

治療方法 *085*

情緒釋放 *086*

帕奇卡瑪排毒療法 *087*

  1 催吐療法 *088*

    催吐療法圖示 *089*

  2 催瀉療法 *091*

    催瀉療法圖示 *092*

  3 灌腸療法 *093*

    灌腸療法圖示 *094*

  4 鼻腔給藥療法 *095*

    鼻腔給藥療法圖示 *096*

  5 血液淨化療法 *098*

緩解療法 *099*

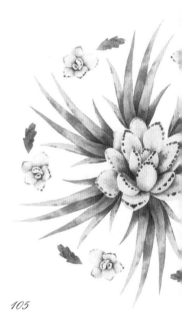

8

飲食法則 *101*

  三大基本體質的飲食指南 *105*

斷食 *108*

維生素 *110*

9

六種基本味道 *111*

味道、冷熱效應和消化後效應 *113*

  味道及其作用 *115*

  拉沙、維爾亞、維帕克的屬性和作用 *117*

10

生活起居原則 127

養生建議 129

1 起居規律 129
2 飲食和消化 130
3 生理健康 131
4 心理健康 132

11

時間與人體能量 133

太陽和月亮 136

三大生命能量曼陀羅示意圖 137

星相 138

人類年齡結構 139

12

延長壽命的養生法 141

瑜伽 147

三大體質適合的瑜伽體位法 149
風能、火能、水能紊亂的對治體位法 163

呼吸和冥想（調息法） 164

咒語 165

冥想 166

So-Hum 冥想 168

按摩 169

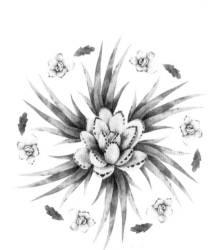

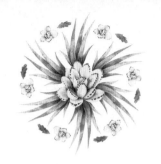

13

阿育吠陀藥理學 *171*

廚房即藥房 *173*

金屬 *190*

寶石、礦石和色彩療法 *194*

   1 生辰石 *194*

   2 寶石的用途 *195*

色彩 *201*

結論 *205*

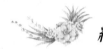

附錄

A 食物解方 *208*

B 應急小妙招 *210*

C 食譜 *216*

   · 術語表 *219*

   · 參考書目 *223*

   · 索引 *224*

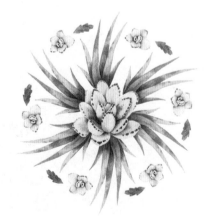

阿育吠陀的歷史與哲學

本章對那些未接觸過這些主題的讀者而言，可能比較難，可以先讀、最後讀或從任何容易入手的地方開始閱讀。

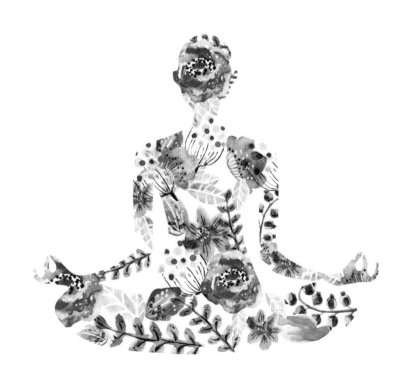

　　阿育吠陀不僅包括科學，也包括信仰和哲學。我們使用「信仰」來表述，是為了形成一種信任和有規則的狀態，以便讓認知的大門向生命的全部可能性敞開。阿育吠陀認為整個生命旅程都是神聖的。「哲學」是指對真理的熱愛。在阿育吠陀中，實相（truth）就是臨在，是純粹的存在，是所有生命的源頭。阿育吠陀是實相的科學，是實相在生活中的呈現。

　　所有阿育吠陀的著作都基於數論哲學（Samkhya）的創世論。（數論的詞根來自於兩個梵文詞：sat〔真理〕和 khya〔去認知〕）。讀者要盡可能對數論哲學培養開放的思想和心態，因為它與阿育吠陀有著密切的關聯。

　　古代的開悟者、聖哲或先知，透過宗教實踐和戒律，發現了實相。經由深度的冥想，他們將實相呈現在日常生活中。阿育吠陀是關於日常生活的科學，是基於聖哲對創世理解的知識體系，是聖哲·從實踐、哲學和宗教啟迪中發展而來的。

　　在人與宇宙的密切關係中，他們覺察到宇宙能量是如何顯化在一切有生命和無生命的事物中。他們同樣領悟到，萬物的存在都源自宇宙意識，它顯化為男性能量希瓦（Shiva）和女性能量沙克蒂（Shakti，又譯夏克提）。

　　數論哲學創世論的聖哲迦毗羅（Kapila），發現了二十四個宇宙要素或宇宙元素❶。其中，普茹克瑞提（Prakruti，又譯普拉克瑞提）或創造力（creativity），是最基礎的。

　　普茹夏（Purusha）是男性能量，而普茹克瑞提是女性能量。普

茹夏是無相無形的、無色的，也是超越屬性的，在宇宙的顯化中沒有任何主動的參與。這種能量是無選擇的、被動的覺照。

普茹克瑞提是有形態（form）、顏色和屬性的：它是有選擇的意識。它是神性的願力（Divine Will），它是那個渴望從一演化到多的。宇宙是從普茹克瑞提這位聖母子宮中孕育而出的孩子。

普茹克瑞提在宇宙中創造了萬物，而普茹夏則是創造的見證者。普茹克瑞提是最初始的物質能量，構成了萬物，即演化中的宇宙，它包含三種屬性（gunas，又譯質性）。

三種屬性是：悅性（satva/ essence，本質）、變性（rajas/ movement，動性）和惰性（tamas/ inertia，惰性）。這三種屬性是所有存在的基礎。它們在普茹克瑞提中保持平衡。當這種平衡被干擾，屬性之間就會互動，進而引起宇宙的演化。

普茹克瑞提最先演化出的是宇宙智慧，從宇宙智慧中，自我意識（Ahamkar）形成了。然後自我意識演化為五大感覺（tanmatras）和五大行動器官，在悅性的參與下，創造了感官世界（organic

❶ 數論哲學中具體的二十四個本源或元素是：普茹克瑞提（Prakruti）；馬哈德（Mahad，宇宙智慧）；阿罕卡拉（Ahamkar，自我意識）；五種感覺器官；五種行動器官；心（Mind）；五種元素，如空、風、火、水、土。通常認為普茹夏（Purusha）在普茹克瑞提之下，三種屬性（悅性、變性和惰性）也同樣併入其中。（請見 17 頁的「數論哲學創世論」。）

univers）。在惰性的參與下，同樣的自我意識進一步演化為五大基本元素（bhutas），創造了非感官世界（inorganic univers）。

　　變性是人體中最活躍的生命力，它將宇宙中的感官世界和非感官世界，分別移動到悅性和惰性中。所以，悅性和惰性是不動的、潛在的能量，需要變性的活躍動力來產生移動。悅性是進行創造的潛能（Brahma）；變性是活躍的、活動的，是保護力（Vishnu）；惰性是潛在的毀壞力（Mahesha）。創造、保護和毀壞是第一個宇宙無聲之聲 AUM 的三種表現形式，這三者在宇宙中持續的運作。附圖說明了宇宙的這種演化。

數論哲學創世論

普茹夏是未顯現的，無相無形的、被動的，超越屬性、因果、時間和空間的。
普茹夏是純粹的存在。

普茹克瑞提是創造出一切行動的力量，是萬物的源頭、展示者、顯現者，是屬性和本質的源頭。馬哈德（Mahad）是宇宙智慧或菩提。阿罕卡拉（Ahamkar）是自我意識，是「我是」的感覺。悅性是穩定和純粹、覺照、本質和光。變性是動態的活動。惰性是靜態的，它是潛在的能量、遲鈍和黑暗、無知和物質。

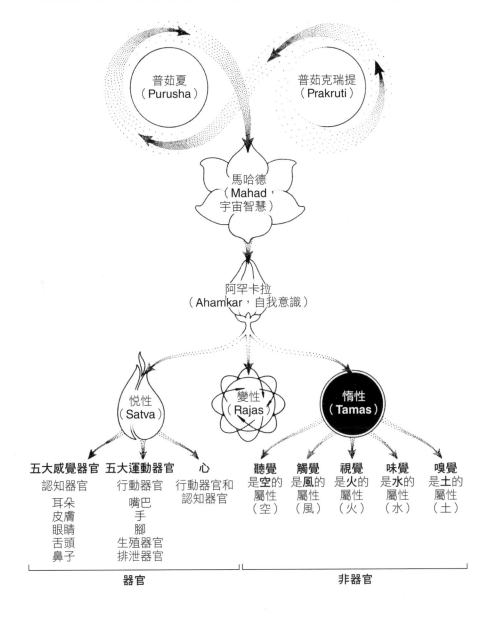

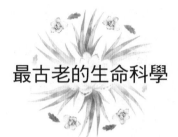

最古老的生命科學

阿育吠陀是在印度本土廣泛應用的完整醫學體系。阿育吠陀是梵文，意思是「生命科學」。Ayu 的意思是「生命」或「日常生活」，Veda 的意思是「知道」。阿育吠陀最初記載於《吠陀經》，它是世界上現存的最古老著作。在印度，這個治療體系已經在日常生活中實踐了五千多年。

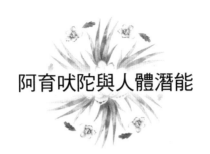

阿育吠陀與人體潛能

　　阿育吠陀告訴我們，人體就像小宇宙，宇宙就在人體內，人類是宏觀宇宙力量之子，個體的存在與宇宙的整體顯現無法分割。阿育吠陀從整體的角度看待健康與疾病，涵括了個體靈魂與宇宙靈魂、個體意識與宇宙意識、能量與物質之間的內在聯繫。

　　依據阿育吠陀的觀點，每個人都有四種生理和靈性本能：信仰、財務、生育繁衍和追求自由的本能。平衡的健康是實現這些本能的基石。阿育吠陀幫助健康的人保持健康，幫助病患恢復健康。它是揭示醫療終極奧祕基本原理的生命科學，是所有醫術之母。阿育吠陀的實踐旨在促進人類的幸福、健康和使人自我完善。

　　學習阿育吠陀，讓每個人都可以獲得實用的自我療癒知識。透過使體內的所有能量保持恰當平衡，身體的退化情況和疾病的產生會顯著減少。「自我修復療癒的能力」之理念，是阿育吠陀的基石。

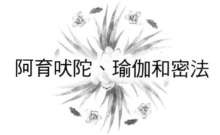

阿育吠陀、瑜伽和密法

　　阿育吠陀、瑜伽和密法（Tantra）是在印度實踐了幾千年的古代生命法則。在《吠陀經》（Vedas）和《奧義書》（Upanishads）中都曾提到這些法則。瑜伽是與神性合一、與實相合一的科學，密法是控制能量的最直接方法，進而達到與實相最終的合一；阿育吠陀是認知生命的科學。

　　這三者的目的是幫助每個人獲得長壽、恢復活力及自我覺悟。修練瑜伽和密法的目的是解脫，但只有少數自律的人能夠透過修練達到這個終極目標。不過，任何人都能成功地透過阿育吠陀實現健康和長壽。

　　在個人的靈性成長層面，阿育吠陀是基石，瑜伽是軀幹，密法是頭部。如果要經歷瑜伽和密法的修練，按照順序必須先要瞭解阿育吠陀。因此，阿育吠陀、瑜伽和密法形成了一個相互依存的生命三位一體。它們彼此間的習練不是孤立存在的。身體、心（mind）❷和靈性（consiciousness）❸的健康，都取決於日常生活中這三者（阿育吠陀、瑜伽、密法）的知識和實踐。

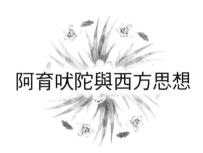

阿育吠陀與西方思想

西方的醫學和思維模式，傾向於對個性進行概括及分類。例如，大多數人的共同之處，就是西方醫學所認為「正常」的標準。阿育吠陀則認為要依照個體來評估「正常」，因為每個人的體質都呈現著自己天生的獨特特質和功用。

在東方，理解的核心是接納、觀察和體驗；在西方，理解的核心則是質疑、分析和邏輯推論。一般而言，西方思維模式相信客觀性，而東方思維模式則更注重主觀性。東方思維模式提倡人們超越主觀與客觀的分別。這種方法上的差異，可以解釋為什麼一些西方人在理解阿育吠陀的方法論時會感到困難。

本篇關於阿育吠陀的介紹文章中，有許多陳述可能會引發「怎麼辦？」和「為什麼？」的問題。作者提醒讀者，儘管這些問題不可避免，但並非都能有解答。即便在現代西方醫學中，儘管有些理

❷ 心（mind）：在本書中指思維、推理能力的運作。
❸ 靈性（consiciousness）：在此表示靈性直覺和宇宙守則，以及生命全部源泉的連接。

念被證實有效，但其背後的原因並沒有被真正充分瞭解。例如，雖然抗生素可用來殺死在體內形成毒質（toxin）[4]的細菌，但至今還沒有足夠的證據可以解釋毒質的形成方式和原因。

此外，阿育吠陀是真正完整的知識，它是各種要素的總和所構成的真相。在對完整的知識有縱深瞭解之前，質疑其中的細節，將是徒勞的，答案也不會令人滿意。因此，誠懇地建議讀者，接受最初似乎缺乏充分解釋的陳述。

[4] 編按：toxin 一般多譯為「毒素」，本書為與梵文詞彙 ama 的中譯區別，皆譯為「毒質」。

五大元素與人體

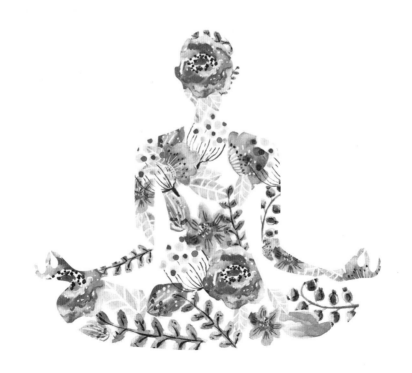

　　阿育吠陀是聖哲和先知在實相的甚深定境中逐步形成的。幾千年來，它的教誨在師生之間口耳相傳，後來又形成旋律悠揚的梵文詩歌。儘管隨著時間流逝，許多文本已經遺失，但是豐富的阿育吠陀知識主體仍然得以保存下來。

　　這種智慧源自宇宙意識，聖哲們憑著直覺接納於心。他們感知到，意識就是能量，顯示為五種法則或元素：空（space）、風、火、水和土。五大元素的概念是阿育吠陀知識的核心。

　　聖哲們認知到，世界最初存在於未顯化的意識中，在這種一元的意識狀態下，顯現了宇宙的無聲之聲 AUM 的精微振動。從這個振動中，首先出現了空元素，然後空元素開始移動，它的精妙運動創造了風元素，風元素就是運動的空元素；空元素運動產生了摩擦，透過摩擦產生了熱。熱能粒子結合在一起，形成強烈的光，從光中，呈現出火元素。

　　因此，空元素體現在風元素中，同樣的空元素進一步體現在火元素中；透過火的熱，某些空元素分解液化，呈現為水元素；之後，微粒固化形成土元素。由此可見，空元素顯現在四大元素：風、火、水和土之中。

　　從土元素中，所有有生命的生物，包括植物中的草本植物和穀物等，以及包括人類在內的動物界等，都被創造出來了。土元素還包含構成礦物界在內的無生命物質。由此，從五大元素中，所有物質都誕生了。

　　五大基本元素存在於一切物質中。水是最經典的例子：固態的

水——冰，是土元素的體現。冰中潛藏的熱（火元素）使其液化，是水元素的體現；液態的水最終轉化為蒸氣，是風元素的體現。蒸氣消失在空元素或宇宙中。因此，五大基本元素：空、風、火、水和土，呈現在同一主體中。這五大元素都源自宇宙意識產生的能量，也存在於宇宙的一切物質中。因此，能量和物質是一體的。

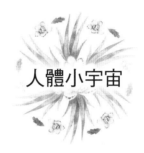

人體小宇宙

人體是自然界的縮影，五大基本元素存在於萬物中，也存在於每個人身上。人體內有許多空間，這正是空元素的體現。例如，口腔、鼻腔、胃腸道、呼吸道、腹腔、胸腔、毛細血管、淋巴、組織和細胞中，都存在著空間。

空元素的移動稱為風元素。風元素是第二個宇宙元素，代表運動、移動或活動。在人體內，風元素表現為肌肉的大幅度運動、心臟的跳動、肺的擴張和收縮、胃壁和腸道的運動。在顯微鏡下會看到，即便是單個細胞，也是會運動的。同樣地，對刺激的反應是傳入神經衝動和傳出神經衝動的運動，那是感覺器官和運動器官的活動。體內的風元素，掌控著中樞神經系統的全部活動。

第三個元素是火。太陽系的火和光源自於太陽，體內的火元素

源於新陳代謝。火元素在消化系統中發揮作用。在腦細胞的灰質中，火元素體現為智力。火元素也會啟動感知光線的視網膜。因此，體溫、消化、思考過程和視力，都是體內火元素的功用。火元素掌控全部新陳代謝和酶系統。

　　水元素是體內的第四個重要元素。它體現在消化液和唾液腺的分泌物、黏膜、血漿和細胞質中。水元素對組織、器官和體內各系統的運作至關重要。例如，腹瀉和嘔吐引起的脫水必須及時治療，以便保護病人的生命。因為這種元素極為重要，因此體內的水元素被稱為「生命之水」。

　　土元素是存在於人體小宇宙中的第五個宇宙元素，也是最後一個元素。生命能夠在這個星球上存在，是因為地球將一切有生命和無生命的物質都留存在它的實體表面上。人體內的固體結構，如骨骼、軟骨、指甲、肌肉、肌腱、皮膚和毛髮，都源於土元素。

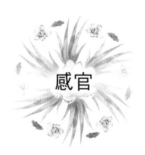

感官

　　五大元素既然體現在人體五大感覺功能上，也必然體現在人體生理機能上，因此，五大元素與人類感知外部生存環境的能力有直接的關聯。透過感官，它們與實現感官功能的五種行動相關。

　　五大基本元素——空、風、火、水和土，分別與聽覺、觸覺、視覺、味覺和嗅覺相關。

　　空元素是聲音傳播的媒介。因此，空元素與聽覺功能相關。耳朵是聽力器官，它的功用體現在透過語言器官創造出對人類富有意義的聲音。

　　風元素與觸覺相關；觸覺的感覺器官是皮膚。觸覺的行動器官是手。手部的皮膚特別敏感，同時，手負責抓取、給予和接受的動作。

　　火元素表現為光、熱和色彩，與視覺相關。眼睛是視覺器官，支配行走的動作，因此與腳相關。盲人也能走路，但行走時沒有明確的方向。眼睛能指示行走的方向。

　　水元素與味覺器官相關：沒有舌頭就嚐不出味道。舌的功能與生殖器官（陰莖和陰蒂）的活動密切相關。阿育吠陀認為舌下那一面代表了陰莖和陰蒂，而口腔裡是舌上那一面。控制舌上的人，會自然地控制舌下。

　　土元素與嗅覺有關。鼻子是嗅覺器官，它在功能上與肛門的排泄行為相關。這種關係在便祕或結腸不乾淨的人身上可以得到印證，例如：這樣的人會有口臭，嗅覺變得遲鈍。

　　阿育吠陀認為，人體及其感官體驗，是寓於五大基本元素中的宇宙能量的顯化。古代的先知們覺察到這些元素源自純粹的宇宙意識。阿育吠陀的目標是，讓每個人都能夠使自己的身體與宇宙意識建立完美和諧的關係。

五大元素、感覺器官及其功用

元素	感覺	感覺器官	行動	行動器官
空	聽覺	耳朵	言語	語言器官 （舌頭、聲帶、嘴巴）
風	觸覺	皮膚	抓取，握住，占有	手
火	視覺	眼睛	行走	腳
水	味覺	舌頭	生殖，繁衍	生殖器官
土	嗅覺	鼻子	排泄	肛門

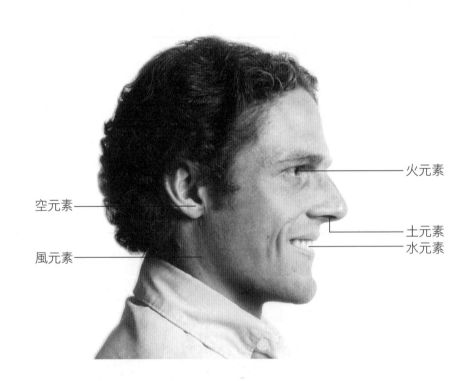

空元素

風元素

火元素

土元素

水元素

3

人體體質

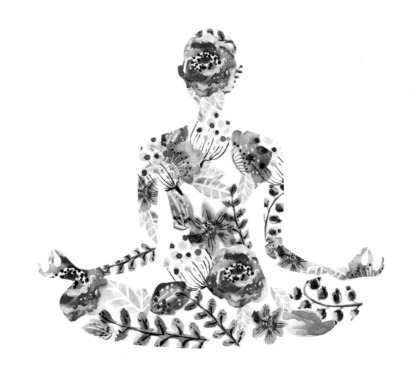

空、風、火、水和土，這五大基本元素，在人體顯現為三大基礎法則或三種體質，即 tridosha（以下稱「三大生命能量」）。在空元素和風元素中，呈現了體內名為風能（vata）的氣法則。（在梵文術語中，稱之為風能體質〔vata dosha〕。）火元素和水元素共同體現為體內的火法則，稱之為火能體質（pitta dosha）。土元素和水元素共同體現為水法則，即水能體質（kapha dosha）。

這三種要素（風能、火能、水能），控制著身、心、靈的全部生化、心理和病理功能。它們是保持人體正常生理狀態的基本構成和保護屏障。當這三者失衡時，就會導致疾病的發生。

三大生命能量（Tridosha）決定了本性欲望，以及個人對食物的偏好、口味、溫度等（詳見第八章）。它們控制著身體組織的生成、維持和破壞，並從人體內清除廢物。它們也導致了一些心理現象，例如恐懼、憤怒和貪婪，以及人類最高層次的情感，如理解、慈悲與愛。因此，這三大生命能量是人類身心存在的基礎。

每個人的基礎體質是在受孕時就確定的。在受精時，一個雄性精子與一個雌性卵子結合。在結合的那一刻，父母體內的風、火和水的排列組合，就決定了這個人的體質。

最常見的有七種體質：(1) 風能體質，(2) 火能體質，(3) 水能體質，(4) 風能－火能體質，(5) 水能－火能體質，(6) 風能－水能體質，(7) 風能－火能－水能體質。在這七種常見類型中，有無數微妙的變化，取決於風能、火能、水能元素的構成比例。

風能、火能和水能在體內的位置

核心生命能量普拉納（生命之氣）
（**Vital prana**）

參見詞彙表中的「普拉納」（Prana）

普拉納營養（營養之氣）
（**Nutrient prana**）

水能（**Kapha**）
水元素和土元素

火能（**Pitta**）
火元素和水元素

風能（**Vata**）
風元素和空元素

三大生命能量的功能

風能 VATA	火能 PITTA	水能 KAPHA
（風元素 + 空元素）	（火元素 + 水元素）	（水元素 + 土元素）
運動	身體熱量	穩定
呼吸	溫度	能量
自然衝動	消化	潤滑
組織的轉化	認知	油性
運動功能	理解	寬恕
感覺功能	饑餓	貪婪
無邊界性	口渴	依戀
分泌	智力	積聚
排泄	憤怒	占有
恐懼	憎恨	執著
空虛	嫉妒	
焦慮		

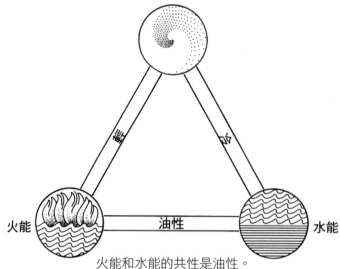

火能和水能的共性是油性。
火能和風能的共性是輕。
風能和水能的共性是冷。

　　體質在梵文中稱為「prakruti」（普茹克瑞提），這個術語的意思是「原質」、「天然」、「創造」或「生與俱來、先天」。在人體中，五大基本元素的最初體現就是體質。**個人的基礎體質在一生中保持不變，因為它是由遺傳基因決定的。出生時的元素組合也是不變的。然而，控制身體生理和病理持續變化的各種元素的組合，會隨著環境的變化而改變。**

　　在人的一生中，內外環境之間不斷地相互作用。外部環境由宏觀宇宙力量構成，而人體的內部環境小宇宙，受風能－火能－水能的支配。阿育吠陀療癒的基本原則是：透過改變飲食和生活方式，創造人體內部能量的平衡，來對抗外部環境的變化。

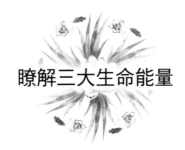

瞭解三大生命能量

　　根據阿育吠陀，要療癒自己和他人，首先要對三大生命能量有清晰的瞭解。風能－火能－水能的概念是阿育吠陀獨有的，它有可能徹底改變西方的醫療體系。然而，三大原理的概念和梵文 vata-pitta-kapha，很難翻譯成西方術語。

　　Vata（風能）是運動法則；那在運動的，就叫風能。因此，Vata可翻譯為「體內的風法則」。然而，在外部大氣中的風元素和體內的

風並不相同。體內的風，即 Vata，可以描述成支配生物運動的精微能量。這個生物學的運動法則，使體內新陳代謝產生精細複雜的變化。風能是由空元素和風元素組成的。

風能支配呼吸、眨眼、肌肉和組織的運動、心臟搏動、所有舒張和收縮運動、細胞質和細胞膜的運動，以及神經細胞的單次脈衝的運動。風能還掌管著新鮮感、緊張、恐懼、焦慮、疼痛、顫抖和痙攣等感覺和情緒。大腸、盆腔、骨骼、皮膚、耳朵和大腿都是風能的位置。如果身體產生過多的風能，它就會在這些區域積聚。

Pitta 譯為「火能」，但這個詞並不是字面理解的火。蠟燭的火或壁爐裡的火是肉眼可見的；然而，體內新陳代謝的火能，是肉眼看不見的。火能掌控消化、吸收、同化、營養、新陳代謝、體溫、膚色、眼睛的光澤，以及智力和理解力。從心理角度來說，火能會引起憤怒、憎恨和嫉妒。小腸、胃、汗腺、血液、脂肪、眼睛和皮膚是火能的位置。火能是由火元素和水元素構成。

Kapha（水能）也譯為「生物水」，由土元素和水元素構成。水能將這兩種元素凝聚在體內，為身體構造提供所需的物質。水能可以保持身體的抵抗力。水元素是水能的主要組成部分，從生理學角度上，負責身體的強壯和組織的天然抵抗力。水能潤滑關節；填補身體的空間；幫助傷口癒合，為皮膚提供水分；使身體強壯、有活力和穩定；幫助保持記憶力；為心肺提供能量並保持免疫力。水能位於胸部、喉嚨、頭部、鼻竇、鼻腔、口腔、胃、關節、細胞質、血漿和黏液等身體分泌的液體中。在心理上，水能對應依戀、貪婪、長

期的嫉妒等感情;它也表現為平靜、寬恕與愛。胸部是水能的所在。

　　健康需要三大生命能量的平衡。例如,風能可以點燃體內的火,但是需要水來控制火,否則身體的火會燒傷組織。風能可以讓火能和水能移動,因為火能和水能本身是不移動的。綜上所述,這三大生命能量支配著所有的代謝活動:合成代謝(水能)、分解代謝(風能)和新陳代謝(火能)。當風能失衡時,新陳代謝就會被打亂,導致過量的分解代謝,即身體衰退或退化。當合成代謝多於分解代謝時,器官和組織的生長及修復就會加快。過多的火能會使新陳代謝紊亂,過多的水能會提高合成代謝的速度,過量的風能會令人異常消瘦(分解代謝)。

　　童年階段,合成代謝和水能要素占主導地位,因為這是身體生長的最佳時期。成年階段,新陳代謝和火能要素最突出,因為身體在這個階段成熟且穩定。老年階段,分解代謝和風能要素最明顯,因為身體開始退化。

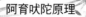
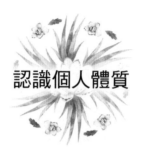

認識個人體質

　　後面所附的圖表可用於幫助讀者認識個人體質。此外，後文還對三種體質做了詳細的說明。請謹記，這些說明反映的是每種體質純粹單一的構成，然而，每個人的體質都不是只由一種要素組成的。相反地，每個人都是由三種要素共同組成的，只是會主要傾向於一種或多種要素。❶

　　因此，請讀者不要根據這些基本說明對自己下定論。使用這張表格（見 41 頁）確定個人獨具的體質構成類型，只能應用於建構對生活各方面的覺察上，例如飲食，可以使大家更瞭解養生規則，進而促進健康。

❶ 這些特徵類型必須根據種族傾向和文化偏好做進一步調整，因為不同的種族和文化具有特定的體格和生活方式的傾向。例如，非洲人皮膚黑，印度人吃辣的食物等。

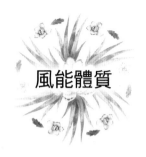

風能體質

　　風能體質的人（又稱風型人）通常身體發育不良。他們的胸部扁平，靜脈和肌肉、肌腱清晰可見。皮膚是棕色的，皮膚冰冷、粗糙、乾燥、皸裂。通常會有一些痣，顏色偏黑。

　　風能體質者通常不是太高就是太矮，由於肌肉發育不良，關節和骨端在單薄的身體上顯得尤其突出。頭髮捲曲、纖細，睫毛稀疏，眼神缺乏光彩。眼睛可能凹陷、小、乾燥、靈活，結膜乾燥、渾濁。指甲粗糙、易脆裂。鼻子外觀是彎的，鼻孔朝上。

　　在生理上，食慾和消化是不穩定的。風能體質者喜歡甜味、酸味和鹹味，喜歡熱飲。尿液偏少，糞便乾燥、硬、量少。他們比其他體質者出汗少。他們的睡眠容易被干擾，睡眠時間會比其他類型的人少。他們經常手腳冰涼。

　　這些人富有創造力、活躍、敏感、不安。他們說話很快，走路很快，但是很容易疲勞。

　　在心理上，他們的特點是記憶力保持時間短，但是理解快。他們能夠快速理解一些東西，但很快就會忘記。他們意志力不強，精神不穩定，缺乏耐性、自信和膽量。他們的推理能力弱，也常因焦慮而緊張、害怕、苦惱。

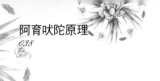

每種體質類型也表現出與外部環境互動的一些相應模式。風能體質者通常賺錢快、花錢快，因此往往不富裕。

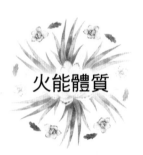

火能體質

火能體質的人（又稱火型人）中等身高，身材苗條，骨架可能很精巧。他們的胸部不像風能體質者那樣扁平，他們的血管和肌腱適度突出。他們有很多偏藍色或棕紅色的痣或雀斑。骨骼不像風能體質者那樣突出。肌肉發育適中。

火能體質者膚色可能是古銅色、黃色、紅色或白色。皮膚柔軟、溫暖，比風能體質者皺紋少。頭髮纖細、順滑，為紅色或棕色，容易有白髮和掉髮。眼睛可能是灰色、綠色或銅棕色，目光銳利，眼球適度突起。結膜濕潤，銅色。指甲很軟。鼻子尖，鼻尖會有些發紅。

在生理上，火能體質者新陳代謝旺盛，消化好，食慾旺盛。他們通常需要攝入大量的食物和液體。火能體質者天生渴望甜、苦、澀的味道，喜歡冷飲。他們的睡眠時間適中，不易被打擾。他們的尿液很多，糞便呈黃色、濕潤、柔軟，並且量多。他們易出汗，體溫可能稍高，手腳通常很溫暖。火能體質者不能忍受日曬、炎熱或繁重的勞動。

　　從心理上說，火能體質者理解力強；非常聰明、敏銳，往往口才極佳。他們容易有憎恨、憤怒和嫉妒的情緒。

　　他們是雄心勃勃的人，通常喜歡成為領導者。火能體質者注重物質，經濟狀況往往相當不錯。他們喜歡展示自己的財富和奢侈品。

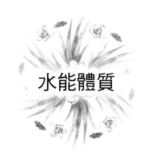

水能體質

　　水能體質的人（又稱水型人）身體發育良好。然而，這些人往往容易超重。他們的胸膛舒展而寬闊，因為皮膚厚，所以血管和肌腱並不明顯，肌肉發育良好，骨骼不突出。

　　他們的膚色白皙明亮。皮膚柔軟、有光澤，油性，涼，蒼白。頭髮濃密、顏色深，柔軟捲曲。他們的眼睛迷人，眼距近，眼睛是黑色或藍色；黑白分明、又大又有魅力。結膜不容易發紅。

　　在生理上，水能體質者食慾穩定，消化功能相對緩慢，食物攝入量較少。他們往往行動緩慢；他們渴望辛辣、苦澀的食物。糞便柔軟，顏色淺；排泄緩慢。他們出汗適中。睡眠良好，且睡眠時間長。耐力好，也證明了他們強大的生命力。水能體質者通常健康、快樂、平和。

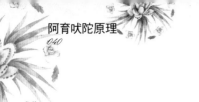

在心理上，他們往往很寬容、冷靜、寬厚和忠誠。但是，他們也表現出貪婪、依戀、嫉妒和占有慾等特點。他們理解的速度很慢，卻十分準確；一旦他們理解了，就會記住這些知識。

水能體質者往往都很富有。他們既能賺錢也善於存錢。

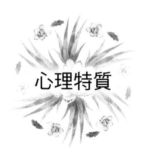

心理特質

從心理和星象層面，三種屬性（gunas，悅性、變性和惰性）對應構成身體的三大體質。在阿育吠陀醫學體系中，這三種屬性是區分人的性格、心理、道德倫理傾向方面的差異之基礎。

悅性表現為本質、精華、理解、純淨、清晰、慈悲與愛。變性意味著運動，侵略性和外向性。變性的心智在感官欲望層面運作。惰性表現為無知、惰性、沉重和遲鈍。

悅性氣質的人身體健康，行為和思想非常純淨。他們相信神的存在，有信仰，常常是非常聖潔善良的人。

變性氣質的人對生意、成功、權力、聲望和地位感興趣。他們享受財富，通常性格外向。他們可能會相信神，但是其信仰也可能突然發生變化。他們通常對政治很感興趣。

惰性氣質的人懶惰、自私、有能力摧毀他人。他們常常不尊重

人體體質的構成（自然體質）

體質	風能 VATA	火能 PITTA	水能 KAPHA
○體型	纖瘦	適中	強健
○體重	輕	適中	超重
○皮膚	乾燥、粗糙、涼、棕色，暗	柔軟、油性、白皙、暖、紅色、黃色	厚、油性、涼、蒼白、明亮
○頭髮	黑色，乾枯打結	柔軟、油性、黃色、紅色、早白	濃密、油性、捲曲、黑色或淺色
○牙齒	突出，大而歪，牙齦痛	大小適中，牙齦柔軟，發黃	堅固、白色
○眼睛	小、渾濁、乾燥、棕色、黑色	銳利、具有穿透力、綠色、灰色、黃色	大、迷人、藍色、睫毛濃密
○食慾	不穩定、不振的	好、過量、不能忍受饑餓	遲鈍但穩定
○味道	甜、酸、鹹	甜、苦、澀	辣、苦、澀
○口渴	不固定	經常口渴	不易口渴
○糞便	乾燥、硬、便祕	柔軟、油性、鬆散	稠、油性、重、慢
○身體活力	非常活躍	適中	懶散
○心	無休止、活躍	進取、聰明	平靜、緩慢
○性情	恐懼、不安全感、不可預測，易變	好鬥、急躁、易怒、嫉妒	冷靜、貪婪、依戀
○信仰	易變	盲目的	穩定的
○記憶力	短期好，長期差	強，快	緩慢但持久
○夢	恐懼的，飛翔、跳躍、奔跑	暴躁的，憤怒、暴力、戰爭	水的，河、洋、湖、游泳、浪漫的
○睡眠	不足，易被干擾	少而香，可熟睡	睡得沉，睡眠久
○語言	語速快	犀利、切中要害	慢、平緩
○經濟狀況	不富裕，在瑣事上花錢很快	適中，錢花在奢侈品上	富裕，能存錢，錢花在食物上
○脈搏	纖細、微弱，像蛇一樣運動	適中，像青蛙一樣跳動	寬、慢、像天鵝一樣運動

說明：對於那些想確定個人體質構成的人，可以依照圓圈和旁邊的分類，按最適合自己的選項，在圓圈裡做標記，V代表風能，P代表火能，K代表水能。如果感覺自己的特徵和上述選項不一樣，可能代表體內能量的紊亂。

他人，也沒有信仰。他們的活動都是以自我為中心的。

　　悅性氣質的人不需要很努力，就能取得成功；而變性和惰性氣質的人必須付出更多的努力，才能達到這種狀態。

　　這三種精微的精神能量操控著行為模式，這些行為模式可以透過瑜伽等靈性的練習來改變及改善。阿育吠陀醫師（Vaidya）可為行為模式的改變提供協助。他熟悉悅性、惰性、變性這三種屬性的功能，能夠透過觀察個人的行為和飲食，判斷占主導地位的屬性。透過這些實際的線索，他可以協助和引導接受治療者過著身心更為平衡的生活。

疾病的發展過程

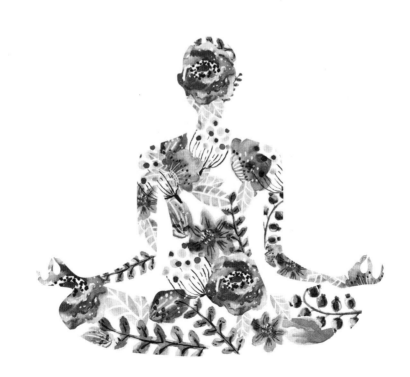

健康是有序，疾病是無序。在體內，有序和無序之間不斷地持續變化。智者能夠全然地覺知當下體內的無序，並使之恢復有序。他懂得在無序中蘊含著固有的秩序。因此，重返健康是可能的。

身體的內部環境不斷地對外部環境做出反應。當這兩者失衡時，就會導致無序。為了改變體內環境，使其與外部環境平衡，我們必須瞭解身心失衡者內在的疾病過程。阿育吠陀對此提供了闡述和說明，使人們得以從無序和疾病中恢復秩序和健康。

在阿育吠陀的觀點中，健康的概念建立在對疾病的理解之基礎上。疾病的英文是 Disease，Dis 是指被剝奪，ease 是指舒適。因此，在探討疾病前，我們先要掌握舒適或健康的含義。

健康的狀態是：阿格尼（agni，意思是消化火、生物火）處於平衡狀態；體液（風能、火能、水能）平衡；三種體內廢物（尿液、糞便和汗）正常產生，且處於平衡狀態；感官功能正常；身心靈和諧一致。這些系統中任何一個的平衡被干擾時，疾病的進程就開始了。上述各大元素及其功能的平衡，會給身體帶來天然的抵抗力和免疫力，即便是傳染病，也無法影響到如此健康的人。因此，身體和心的失衡，造成了生理和心理的疼痛及痛苦。

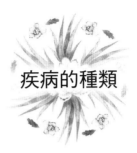

疾病的種類

　　根據阿育吠陀理論，疾病按其起源分為：心理的、靈性的或生理的。疾病也可以按其顯現的位置分為：心臟、肺部、肝臟等。疾病的發源處可能在胃部、腸道，卻顯現在心臟或肺部。因此，疾病症狀可能出現在其發源處之外。疾病也可以按照誘因和身體生命能量，劃分為：風能、火能、水能。

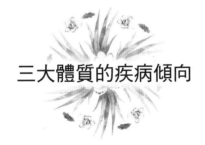

三大體質的疾病傾向

　　個人體質決定了疾病的傾向。例如，水能體質者必然易患水能類疾病。他們可能會反覆罹患扁桃腺炎、鼻竇炎、支氣管炎和肺部充血。至於火能體質者則易罹患膽囊、膽汁和肝臟疾病，胃酸過多、消化性潰瘍、胃炎和炎症性疾病，也容易罹患麻疹和皮疹等皮膚疾病。風能體質者容易脹氣、下背痛、關節炎、坐骨神經痛、癱瘓和神經痛。風能類疾病起源於大腸，火能類疾病起源於小腸，而水能

類疾病起源於胃部。這些部位的體液失衡，會產生特定的跡象和症狀。

因失衡導致的疾病，首先可能是意識裡的某些負面認知狀態，疾病的種子以憤怒、恐懼或依戀的樣貌，存在於深層的潛意識中，然後顯現在心中。之後，這些情緒再經由心顯現在身體上。被壓抑的恐懼會導致風能混亂失衡，被壓抑的憤怒會產生過量的火能；被壓抑的嫉妒、貪婪、依戀，會加劇（激化）水能。生命能量的失衡會影響身體的天然抵抗力（即免疫系統〔agni〕），因此身體易罹患疾病。

有時，那些會導致疾病的失衡狀態可能先出現在身體上，然後體現在心和意識中。與這些生命能量（dosha）相似的食物、生活習慣和環境，會與身體組織相對抗。它們之間產生的失衡會先體現在身體層面，然後經由三大生命能量的失衡影響了心。例如：風能的紊亂會造成恐懼、憂鬱和緊張；體內過多的火能會造成憤怒、憎恨和嫉妒；加劇的水能會造成占有欲、貪婪和依戀。因此，飲食、習慣、環境與情緒紊亂之間，有著直接的關聯。

風能、火能和水能的失衡會產生毒質（毒素，ama）並在全身循環，在循環過程中，毒質會在身體的虛弱部位積聚，例如：如果關節區域虛弱，疾病就會在那裡顯現。

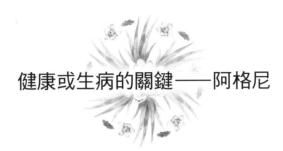

健康或生病的關鍵——阿格尼

阿格尼（Agni）是負責新陳代謝的生物火。它在功能上與火能相似，可被視為體內火能系統的必要組成部分，它在消化和新陳代謝中具有催化劑的作用。火能包含的熱能有助於消化。這種熱能就是阿格尼。火能和阿格尼在本質上是相同的，只有細微的不同：火能是容器，而阿格尼是內容。

火能在胃中表現為胃火，即阿格尼。阿格尼本質上是酸性的，它的作用是分解食物，並促進消化。阿格尼也與風能的移動有著微妙的關係，因為體內的風會點燃體內的火。阿格尼存在於各個組織和細胞中，對於維持組織的營養、維持自主免疫機制，是必不可少的。阿格尼會消滅胃、小腸和大腸中的微生物、外來細菌及毒素。它透過這種方式來保護這些器官中的菌群（flora）。

長壽有賴於阿格尼。智力、理解力、洞察力和領悟力，也是阿格尼的功能。膚色是由阿格尼維持的，生化酶系統和新陳代謝完全取決於阿格尼。當體內的阿格尼有效運作，食物的分解、吸收、同化過程就會順暢進行。

當三大生命能量失衡，導致阿格尼受到損害時，新陳代謝會徹底受到影響。身體的抵抗力和免疫系統就會受到損害。食物的成分

就不會被完全消化和吸收。它們積聚在大腸內，轉化為混雜的、惡臭的、黏性的物質。這種物質稱為毒素（ama），它堵塞了腸道和其他通道，如毛細血管和血管。它最終會經過許多化學變化，進而產生毒質（toxin）。這些毒質被吸收到血液中並進入體內循環，最終積聚在體內較虛弱的部位，造成了器官收縮、堵塞、停滯和虛弱，降低了各組織的免疫機制。最後，相關症狀在受影響的器官中顯現出來，如關節炎、糖尿病、心臟病等。

所有疾病的根源都是毒素。產生毒素的因素很多。例如，攝取不當的飲食，阿格尼會直接受到毒質或毒素的影響，而這些毒素是由那些消化不良的食物產生的。如果舌苔呈白色，代表在大腸、小腸或胃中有毒素，毒素存在的具體位置要看舌苔來判斷。（見第六章舌診部分及圖示。）

當阿格尼的功能受到阻礙時，毒素就會增加；但過度活躍的阿格尼也是有害的。當阿格尼過度活躍時，消化過程會因此過度燃燒，進而消耗掉食物中正常的生物營養物質，進而導致消瘦。這種情況也會降低身體的免疫力。

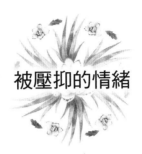

被壓抑的情緒

　　情緒因素也會導致毒質的產生。例如，被壓抑的憤怒完全改變了膽囊、膽管和小腸的菌群，加劇了火能，導致胃和小腸黏膜發炎。恐懼和焦慮則會改變大腸的菌群。結果，腹部脹氣，氣體積聚在大腸的囊袋中，引起疼痛。這種疼痛常常被誤認為是心臟或肝臟的問題。由於壓抑情緒會產生不良的影響，建議不要壓抑情緒或抑制任何身體的自然衝動，例如咳嗽、打噴嚏和放屁。

　　被壓抑的情緒會導致風能的失衡，進而影響到阿格尼，也就是身體的自主免疫反應。當阿格尼低於正常水準時，可能會產生異常的免疫反應。這種反應會導致對某些物質的過敏，例如花粉、灰塵和花香❶。

　　過敏與人體的免疫反應密切相關，先天免疫反應異常的人往往會過敏。例如，先天火能體質者會對辛辣的食物敏感，因這些食物

❶ 過敏的根源是被壓抑的情緒，所以無法使用抗組織胺藥被徹底治癒。另一個導致過敏的原因是腸道寄生蟲，例如，大腸中的蛔蟲或變形蟲，可能會導致對農作物的花粉過敏。

會加劇火能。同樣地，被壓抑的火能類情緒，例如憎恨和憤怒，也會使人對加劇火能的食物過敏。

水能體質者對於會加劇水能的食物特別敏感。對於這類人而言，乳製品等水能類食物會導致咳嗽、感冒、鼻塞和哮喘等疾病。壓抑水能類的情緒，例如依戀和貪婪等的人，會對水能類食物過敏。

阿育吠陀建議以旁觀的態度觀察情緒，然後任其消散。當情緒被壓抑時，這種壓抑會引起精神上的困擾，最終影響身體的功能。

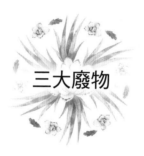

三大廢物

排泄系統等體內其他系統的失衡，也可能導致疾病。身體會產生三種廢物（malas）：固體的糞便、液體的尿液和汗液。這些廢物的產生和排泄，對健康至關重要。大腸在消化過程中進行同化和吸收，分辨必需物質和非必需物質，產生尿液和糞便。糞便被運送到直腸後排出，尿液被運送到腎臟進行過濾，然後儲存在膀胱中等待排泄，汗液透過皮膚的毛孔排出。

儘管它們被認為是身體的廢棄物，但尿液和糞便並非嚴格意義上的廢物。它們在某種程度上，是其對應的器官的必要生理功能。例如，排泄物透過腸道組織為身體提供營養：食物消化後，許多營

養物質仍然留存在渣滓裡，這些營養被吸收之後，糞便才被排出體外。

糞便也為大腸提供力量並維持其彈性。如果一個人沒有糞便，腸道就會鬆懈。患有便祕的人比患腹瀉的人壽命長。如果腹瀉持續十五天，就會導致死亡。儘管便祕會導致身體系統的疾病，但是長時間便祕的人卻依舊可以生存。便祕會引起腹脹和不適、腸胃脹氣、身體疼痛、頭痛和口臭。

泌尿系統會排出體內的水、鹽和含氮廢物。尿液在大腸中形成，有助於維持體液中水電解質的正常濃度。這種廢物的產生取決於水的攝入、飲食、環境溫度和個人的身體狀況。

尿液的顏色由飲食決定。如果患者火能失衡導致發燒，尿液會變為暗黃色或棕色。火能失衡導致的黃疸，會產生深黃色尿液。膽汁色素沉澱可能使尿液呈綠色。過多的火能可能會造成尿液的酸度高。茶、咖啡和酒精這些利尿物質，也會使火能加劇。

如果身體留儲水分，尿液就會變少，這些水分會在組織中積聚。這種情況反過來又會影響血液，增加血壓。因此，適量尿液的生成，對維持血壓和血容量是很重要的。

阿育吠陀經典記載，人的尿液是一種天然瀉藥，可以消除身體系統中的毒，有助於大腸吸收和糞便排泄。如果一個人每天早上喝一杯尿（中段尿），將有助於清潔大腸，為大腸解毒。

汗液是脂肪組織的副產品，排汗是調節體溫所必須的。汗液讓皮膚保持柔軟，維護皮膚毛孔的菌群、保持肌膚的彈性及柔韌。

　　出汗過多是一種紊亂狀態，會產生真菌感染，並降低皮膚的天然抵抗力。出汗過少同樣會降低皮膚的抵抗力，讓皮膚變得粗糙、呈鱗狀、產生皮屑。

　　皮膚和腎臟之間有特殊的關係，這兩個器官的主要功能都是排出液體廢物。因此，出汗與尿液的形成是間接相關的。和尿液一樣，汗液與火能相關。夏季，人們大量出汗，但排尿減少了，是因為廢物透過汗水排出體外。冬季，大部分人出汗減少，而排尿增多。

　　排尿過多也會導致出汗減少，過量出汗會導致尿量不足。因此，汗液和尿液的產生必須保持平衡。糖尿病、牛皮癬、皮炎和腹水（水腫），都是體內汗液和尿液失衡引起的疾病。

　　出汗過多會降低體溫，並造成脫水。同樣地，排尿過多也會造成脫水，導致手腳冰冷。

尿液檢查

血液（rakta）和淋巴液（rasa）等體液的作用是：將身體的廢物從其產生的組織中運出體外。泌尿系統排出水（kleda）、鹽分和含氮廢物（dhatu malas）。泌尿系統有助於維持體液中水電解質的正常濃度，調節體液的量，控制紅血球的產生及維持血壓。因此，尿液有助於保持三種體液（風能－火能－水能）和水之間的平衡。

尿液臨床檢驗：在乾淨的容器裡，收集中段晨尿，觀察尿液的顏色。如果顏色為偏黑的棕色，表示風能失衡；如果顏色為暗黃色，代表火能失衡，同樣地，便祕或身體攝入水量較少時，尿液會呈暗黃色。如果尿液渾濁，表示水能失衡。尿液出現紅色，代表有血液問題。

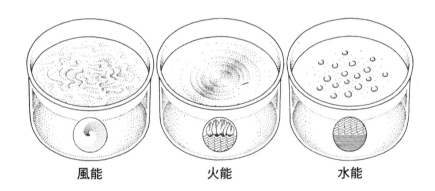

| 風能 | 火能 | 水能 |

滴油測試

用滴管將一滴芝麻油滴入尿液樣本中。如果油滴立即擴散開，代表身體疾病很容易治癒。如果油滴下沉到尿液樣本的中間，這代表疾病比較難治癒。如果油滴下沉到底部，疾病可能非常難以治癒。

如果油滴以波浪運動形式在尿液表面擴散，代表風能失衡。如果油滴在尿液表面呈現出彩虹一樣的多種顏色並擴撒，代表火能失衡。如果油滴在尿液表面後分散成小滴珍珠狀，代表水能失衡。

正常的尿液有典型的尿酸味。但是，如果尿液有惡臭，則表示身體系統內有毒質。如果尿液帶有具灼燒感的酸性氣味，代表火能過多。有甜味的尿液，代表可能患有糖尿病。這種情況下，排尿時皮膚會起雞皮疙瘩。尿液中的砂粒，代表可能患有泌尿道結石。

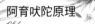

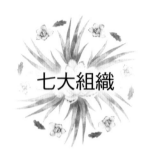

七大組織

　　人體是由七大基本的重要組織構成，梵文為 dhatu，意思是「構成要素」。這七大組織負責身體的整體構造，維持各個器官、系統和身體重要組成部分的功能。它們在身體發育和滋養方面發揮重要的作用。

　　「組織」（dhatu）也是生物保護機制的一部分。在阿格尼的幫助下，它們負責身體的免疫機制。當一種組織產生問題，會影響到下一層組織，因為每種組織都是從上一層組織那裡得到營養。以下是按順序排列的七個最重要的組織：

(1) 血漿（Rasa）：包含食物消化後的營養成分，並為所有組織、器官和系統提供營養。

(2) 血液（Rakta）：負責所有組織和重要器官的氧氣供應，並維持生命。

(3) 肌肉（Mamsa）：包裹著柔弱的重要器官，執行關節運動並保持身體力量。

(4) 脂肪（Meda）：維持所有組織的潤滑和油性。

(5) 骨骼（Asthi）：支撐身體結構。

(6) 骨髓和神經（Majja）：填充骨間隙，傳導運動和感官衝動。

(7) 生殖組織（Shukra 和 Artav）：包含所有組織的要素，負責生殖。

　　七大組織按天然的、生物的、有次序的順序排列。消化後的食物，叫做營養血漿（ahara rasa），它包含各組織所需的營養。營養血漿在每層組織相應的熱能（組織阿格尼）的幫助下，進行轉化和滋養。

　　血漿轉化為血液，再進一步轉化為肌肉、脂肪等。這些轉化源自三種基本功能：灌溉（營養物質透過血管運送到七大組織）；選擇（每個組織吸收其所需要的營養物質，以維持其生理功能）；直接轉化（當營養物質經過每層組織時，生成下一層組織的食物）。這三種過程——灌溉、選擇和轉化——在七大組織的構造中同時進行。「組織」（dhatu）的正常滋養和轉化，維持了不同構造（tissues）、器官和系統的正常生理功能。

　　當風能—火能—水能的平衡出現紊亂時，七大組織會直接受到影響。受到干擾及影響的組織，總會直接導致疾病的發生。組織的健康可以透過保持風能—火能—水能的平衡來維護，包括適當的飲食、運動，以及一些恢復精力的活動。

營養物質的循環和組織的轉化

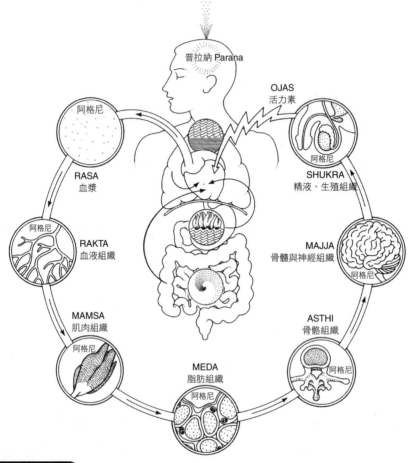

普拉納 Parana

OJAS
活力素

阿格尼

RASA
血漿

SHUKRA
精液、生殖組織

阿格尼

RAKTA
血液組織

MAJJA
骨髓與神經組織

阿格尼

MAMSA
肌肉組織

ASTHI
骨骼組織

阿格尼

阿格尼

MEDA
脂肪組織

阿格尼

七大組織

❶ 血漿（Rasa）：保持子宮的月經功能和乳腺的哺乳功能。

❷ 血液（Rakta，血液組織和紅血球）：保持肌腱和血管的功能。

❸ 肌肉（Mamsa）：保持扁平肌和皮膚的功能。

❹ 脂肪（Meda）：保持皮下脂肪）和汗的功能。

❺ 骨骼（Asthi）：保持牙齒、指甲和毛髮的功能。

❻ 骨髓和神經（Majja）：保持淚液分泌的功能。

❼ 精液、生殖組織（Shukra）：保持性器官的功能。

5

屬性與人體的關係

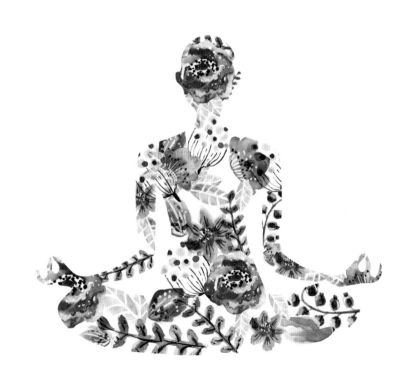

　　阿育吠陀是涵括了屬性或質性的精妙醫學。這些屬性也稱作gunas。偉大的阿育吠陀醫師查拉克（Charak）發現，所有的有機物和無機物，以及所有的念頭和行動都具備明確的屬性。這些屬性含有潛在的能量，而行動則是活躍的能量。屬性和行動密切相關，因為屬性的潛在能量最終會成為行動或活躍的能量。根據阿育吠陀，共有二十個基本屬性。後頁列出了這二十個屬性及其作用。

　　經過對宇宙和人類的仔細觀察後，查拉克將二十種屬性歸納為十對彼此相反的屬性（例如：熱與冷、慢與快、鈍與利、濕與乾）。這些相反的力量共同起作用。宇宙是一個整體，是雄性能量和雌性能量這一對基礎對立面的展現。因此，可從基本屬性彼此對立又彼此作用的角度，來瞭解宇宙。

　　風能、火能和水能都具有各自的屬性。具有相似屬性的物質，會透過「相似增加相似」的法則，加劇與之相關的體液。顯然，夏季具有與火能相似的屬性：熱、乾燥、旺盛、有穿透性，因此人體在夏季時火能易增加。風能是輕的、精微、乾燥、移動、沒有固定形狀和冷的，秋季可以體現這些屬性，因此人體在秋季時風能會傾向於加劇。最後，水能是液體的、沉重、寒冷、黏滯和渾濁；冬季的外部環境中，這些特徵占主導地位，因此人體在冬季時水能易加劇。

　　如果持續攝入與自身屬性相反的物質，這些相反的屬性就將成為主導屬性，並可能導致不適和紊亂。例如，一個風能體質的人，天生在體內輕的屬性會較多，但如果這個人持續攝入增加沉重屬性

的水能類食物，這些食物就抑制了體內輕的屬性。一段時間後，這個人的身體屬性就會從風能（輕）變為水能（沉重）。這種情況下，儘管先天體質具有固有的自然傾向，身體的屬性（體質）可能也會改變。

為了理解和領會「屬性」這個阿育吠陀概念，我們應對其進行深入的思考。對屬性的探究是一種非常微妙的體驗，它需要持續不斷的覺察，例如，如果一個人吃了熱辣的辣椒，感官會有什麼反應？由於這種食物的刺激性和滲透性，人們會立即在身體上有感覺，例如：熱、出汗和口腔內的灼燒感等。同樣地，次日的小便和糞便可能會有灼燒感。

阿育吠陀的藥理學、治療學和食品製作的概念，都是基於這二十種屬性相互作用和反應的基礎上。對這些屬性的瞭解，有助於保持三大生命能量的平衡。

二十種屬性及其作用

❶ 重（Guru）：增加水能；減少風能和或火能。增加營養、增加沉重，使人遲鈍、昏沉、嗜睡。

❷ 輕（Laghu）：增加風能、火能和阿格尼；減少水能。有助於消化，減少體積。產生清新感、機敏、無根基性。

❸ 遲鈍（Manda）：增加水能；減少風能和火能。產生遲緩、行動慢、放鬆和遲鈍。

❹ 敏銳（Tikshna）：增加風能和火能；減少水能。產生潰瘍、穿孔，對身體即刻產生影響。提升敏銳度和快速理解。

❺ 冷（Shita）：增加風能和水能；減少火能。產生冷、麻木、無意識、收縮、恐懼、昏迷。

❻ 熱（Ushma）：增加火能和阿格尼；減少風能和水能。提升熱量、淨化、擴張、炎症、憤怒和仇恨。

❼ 油性（Snigdha）：增加火能和水能；減少風能和阿格尼。產生光滑、濕潤、潤滑和活力。提升慈悲與愛。

❽ 乾燥（ruksha）：增加風能和阿格尼，減少火能和水能，增加乾燥、吸收、便祕、緊張。

❾ 光滑（Slakshna）：增加火能和水能；減少風能和阿格尼。減少粗糙，增加光滑、愛與關注。

❿ 粗糙（Khara）：增加風能和阿格尼；減少火能和水能。造成皮膚乾裂、骨裂。造成粗心大意、僵硬。

⓫ 固體（Sandra）：增加水能；減少風能、火能和阿格尼。提高堅固性，密度，強度。

⓬ 液體（Drava）：增加火能和水能；減少風能和阿格尼。溶解、液化，促進唾液分泌，產生同情和凝聚力。

⓭ 柔軟（Mrudu）：增加火能和水能；減少風能和阿格尼。產生柔軟、精緻、放鬆、溫柔、愛和關懷。

⓮ 堅硬（Kathina）：增加風能和水能，減少火能和阿格尼。增加硬度、力量、僵化、自私、遲鈍和不敏感。

⓯ 靜態（Sthira）：增加水能；減少風能、火能和阿格尼。促進穩定、阻礙、支撐和約束，可信任。

⓰ 動態（Chala）：增加風能、火能和阿格尼；減少水能。促進運動、抖動和不安，缺乏信任。

⓱ 精微（Sukshma）：增加風能、火能和阿格尼；減少水能。滲透，穿透細微的毛細血管，增加情緒和感覺。

⓲ 粗略（Sthula）：增加水能；減少風能、火能和阿格尼。造成堵塞、肥胖。

⓳ 不清晰（Avila）：增加水能；減少風能、火能和阿格尼。使骨折癒合。造成不乾淨和缺乏覺知。

⓴ 清晰（Vishada）：增加風能、火能和阿格尼；減少水能。使人平靜，創造孤立、轉向或轉移。

三大生命能量的屬性

風能 VATA	火能 PITTA	水能 KAPHA
乾燥	油性	重
輕	穿透	慢
冷	熱	冷
粗糙	輕	油性
精微	動態	光滑
動態	液體	固體
清晰	酸味	柔軟
分散		靜態

三大生命能量的元素

風能 VATA	火能 PITTA	水能 KAPHA
風元素＋空元素	火元素＋水元素	土元素＋水元素

診斷方式

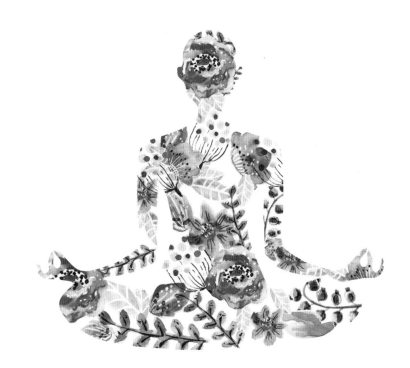

　　在西方，「診斷」這個詞通常指對顯現出來的疾病的識別。然而，在阿育吠陀中，「診斷」的概念意味著對體內有序（健康）和無序（疾病）間的互動即時監測。疾病過程是體液（bodily humors）和身體組織之間的反應。疾病的症狀總是與三大生命能量的失衡有關，一旦我們理解了失衡的本質，就可以透過治療來重建平衡。

　　阿育吠陀傳授了我們非常精確的方法，在疾病出現顯著徵兆前，去瞭解疾病的進程。透過觀察身體早期失衡的特徵以及疾病的反應，可以判斷未來身體反應的性質。每天對脈搏、舌頭、臉部、眼睛、指甲和嘴唇的觀察，可以提供靈敏、精細的指標。透過這些，學習阿育吠陀的人，可以瞭解到身體正在發生怎樣的病理過程，哪些器官受損了，以及生命能量（dosha）和毒素積聚在哪裡了。因此，透過規律的定期檢查身體這臺指示器，病理症狀可以在早期被發現，並採取預防措施。阿育吠陀告訴我們，患者是一本活生生的書，為了讀懂這本書和維護身體健康，他或她必須每天閱讀。

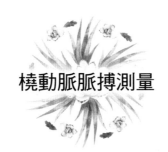

橈動脈脈搏測量

　　如後頁的圖片所示，可以用前三個手指：食指、中指和無名指，感受橈動脈脈搏。為了對脈搏進行完整檢查，醫師要面向病人，測量病人兩隻手腕的脈搏。左手腕和右手腕的脈相不同，所以最好兩隻手腕的脈搏都要檢測。除了手腕，也有腿的脈診。下列情況不宜診脈：勞累後、按摩後、進食後、洗澡後、性行為後。靠近高溫或劇烈運動也會影響脈搏。脈診也可在身體上的其他部位進行。（見70頁脈搏位置圖。）

　　檢查自己的脈搏時，讓手臂和手腕略微彎曲。 將三根手指輕搭在橈骨（腕骨）下方的手腕上，感受脈搏的跳動，然後稍微減輕手指下壓的壓力，以感知脈搏的差異。（見68頁脈搏檢查圖示。）

　　食指放置的位置代表風能。當風能體質占主導地位時，食指會強烈地感受到脈搏的跳動。它是不規則和微弱的，像巨蛇的運動一樣。因此，這種類型的脈搏稱為蛇脈，表示體內風能加劇了。

　　中指放置的位置代表火能。當火能體質占主導地位時，中指下的脈搏會更強。 中指會感到活躍且像青蛙跳躍一樣的明顯跳動。因此，這種類型的脈搏被稱為蛙脈，表示體內火能加劇了。

　　當水能在體質中占主導地位時，無名指下脈搏的跳動最明顯。

脈搏強有力，其跳動像天鵝划水。因此，這種類型的脈搏被稱為天鵝脈，表示體內水能加劇了。（參見 69 頁脈診圖示。）

透過檢查表層和深層脈搏，不僅能確定體質，也能確定身體器官的狀態。脈搏的跳動不僅對應著心跳，也反映了與生命氣息普拉納（prana）相關的重要經脈狀態，這些能量的湧動會透過血液循環，流經肝臟、腎臟、心臟和大腦等重要器官。透過感受表層和深層脈博，敏感的診脈者可以察覺不同器官的狀態。五根手指分別對應五大元素，而每根手指所感測的生命能量（dosha），也由五大元素構成，它們之間有對應關係（見 71 頁經脈和五大元素圖示）。例如，放在風能位置的食指，能夠探測體內的氣；放在火能位置的中指，能夠探測體內的火；而感受水能脈搏的無名指，可探測體內的水。

食指放在患者右手腕處，透過表面的觸覺，感受大腸的活動；在施加更穩定、更深的壓力時，可以檢測到肺的活動。食指在右手腕表層脈診時，如果出現非常明顯的跳動，表示大腸的風能加劇了；如果深層脈動強烈，代表肺部有充血。中指放在右手腕上，表層脈診可以檢測膽囊狀態，深層脈診可以檢測肝臟狀態。無名指表層脈診時，可以檢測心包膜（覆蓋在心臟表面的膜性囊），而透過深層脈診，可以檢測風能—火能—水能之間的和諧度。

食指輕輕放在患者的左手腕上，透過表層脈診，可檢測小腸的活動，而深層脈診可以檢測心臟。透過中指的表層脈診，可觀察胃的活動；深層脈診則顯示脾臟的狀態。用無名指表層脈診就能顯示膀胱狀況，而深層脈診則能檢測腎功能。若要學習這種診脈技術，

需要專注和每日持續練習。（以上參見 72 頁脈搏和器官圖示。）

　　你可以在一天的不同時間感受脈搏的變化。你還可以記錄自己排尿後、饑餓時或感到憤怒時脈搏的變化。觀察這些變化，你會開始瞭解如何讀懂脈搏。

脈搏檢查圖示

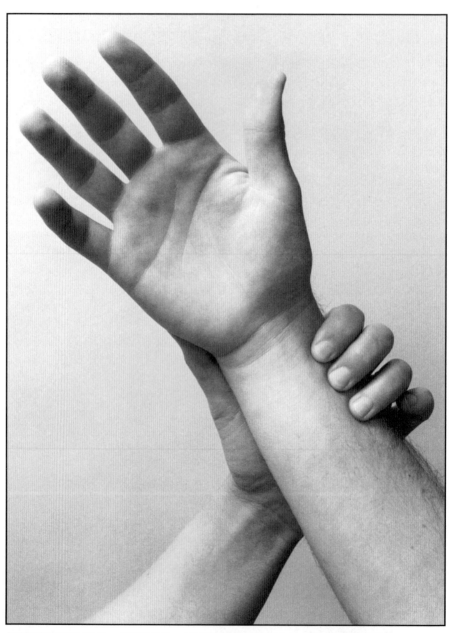

保持手臂輕微彎曲,手腕略曲。三指輕搭在手腕上,感受脈搏的跳動。
略鬆開手指,感受脈搏跳動的差異。

脈診圖示

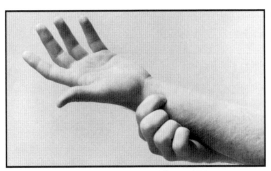

快速、窄、微弱、冷、不規律。
頻率為每分鐘 80 ～ 100 次。

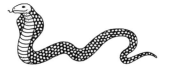

❶ 食指的脈搏位置代表風能。這個脈搏主導時，食指感受到的脈搏跳動更強。此外，脈搏跳動像蛇的運動，快而滑。

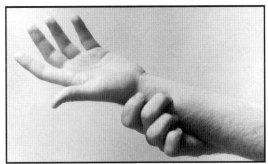

塊狀、躍動、明顯、熱、適中、有規律。
頻率為每分鐘 70 ～ 80 次。

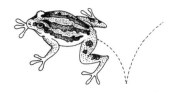

❷ 中指的位置是表示火能的脈搏。當這個脈搏占主導地位時，中指的感受最強烈。脈搏跳動明顯，像青蛙的運動。

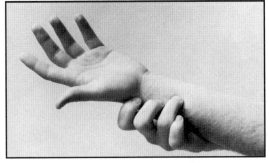

緩慢、強健、穩定、溫和、寬、規律、溫暖。
頻率為每分鐘 60 ～ 70 次。

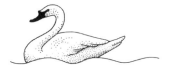

❸ 無名指放的位置是水能的脈搏。這個脈搏主導時，無名指感受最強烈。脈搏緩慢，像天鵝在水中游動。

脈搏位置圖

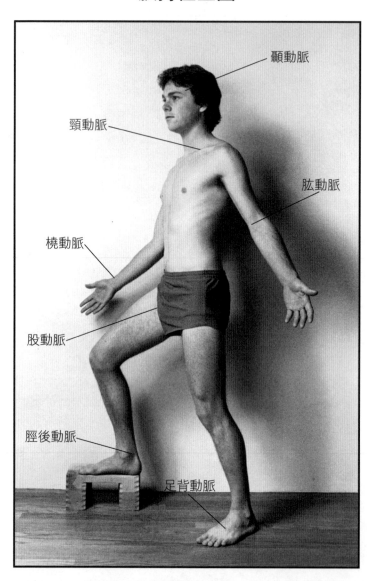

顳動脈

頸動脈

肱動脈

橈動脈

股動脈

脛後動脈

足背動脈

可以檢查以下脈搏：❶ 顳動脈：在頭側的太陽穴上方。❷ 頸動脈：在鎖骨上方的頸側。❸ 肱動脈：在肘上部手臂內側。❹ 橈動脈：在手腕上。❺ 股動脈：在與骨盆連接處的大腿正面內側。❻ 脛後動脈：在腳踝後側。❼ 足背動脈：在足背上。

經脈和五大元素圖示

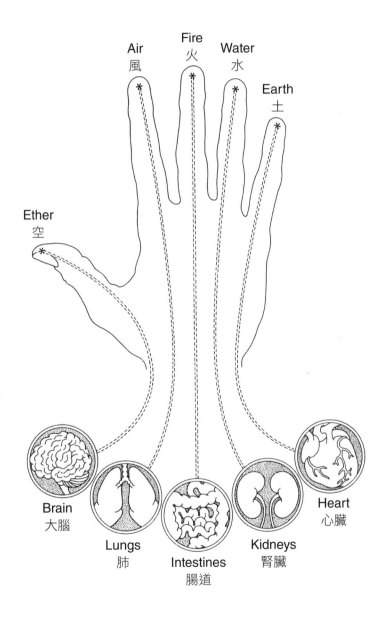

脈搏和器官圖示

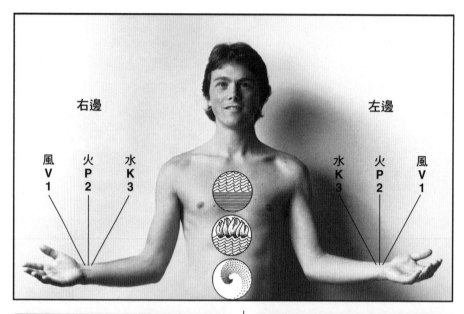

右邊	左邊
表層診脈：❶ 大腸，**❷** 膽囊，**❸** 心包膜	**表層診脈：❶** 小腸，**❷** 胃，**❸** 膀胱
深層診脈：❶ 肺，**❷** 肝臟， ❸ 風能—火能—水能	**深層診脈：❶** 心臟，**❷** 脾臟， ❸ 腎臟

以下情況不應診脈：❶ 按摩後，**❷** 進食後或飲酒後，**❸** 日光浴後，**❹** 坐在火邊後，**❺** 重體力勞動後，**❻** 性行為後，**❼** 饑餓時，**❽** 沐浴時。

脈搏頻率與年齡有關：❶ 未出生的嬰兒：160 下／分。**❷** 出生後的嬰兒：140 下／分。**❸** 出生至一歲：130 下／分。**❹** 一歲至兩歲：100 下／分。**❺** 三歲至七歲：95 下／分。**❻** 八歲至十四歲：80 下／分。**❼** 成年人平均脈搏：72 下／分。**❽** 老年人：65 下／分。**❾** 病人：120 下／分。**❿** 死亡時：160 下／分。

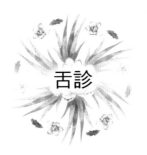

舌診

　　舌頭是味覺和語言器官。舌頭濕潤時，我們能透過舌頭嚐出味道；乾燥的舌頭無法感知味道。舌頭也是重要的語言器官，用來表達語言、思想、概念、想法和感情。透過對這個重要器官的檢查，可揭露體內正在發生的一切。

　　對照鏡子查看自己的舌頭。觀察大小、形狀、輪廓、表面、邊緣和顏色。如果顏色發白，則代表貧血或體內缺血；如果顏色偏黃，則代表膽囊中膽汁過量或肝臟失調。如果顏色發藍（前提是沒有吃過藍莓），則代表心臟有缺陷。

　　如後頁圖片所示，舌頭的不同區域對應身體不同器官。如果在舌頭的某些部位出現變色、凹陷或隆起，則代表相應的器官有缺陷。例如，你若在舌頭邊緣看到齒痕，則代表腸道吸收不良。

　　整個舌頭表面有舌苔，是在胃、小腸、大腸中有毒質。如果舌頭後部有舌苔，則代表毒質在大腸；如果舌頭中部有舌苔，則代表毒質在胃和小腸。

　　舌頭中間的線表示，情緒是沿著脊柱控制的。此外，如果該線是彎曲的，則可能代表脊柱彎曲變形。

舌診圖示

狀況說明：舌頭個別區域的變色或敏感，代表對應於該區域的器官有失衡的情況（參見下面圖示）。舌頭發白代表水能失衡和黏液積聚；舌頭發紅或呈黃綠色代表火能失衡；黑色到棕色代表風能失衡。舌頭脫水代表血漿減少，舌頭發白代表紅血球減少。

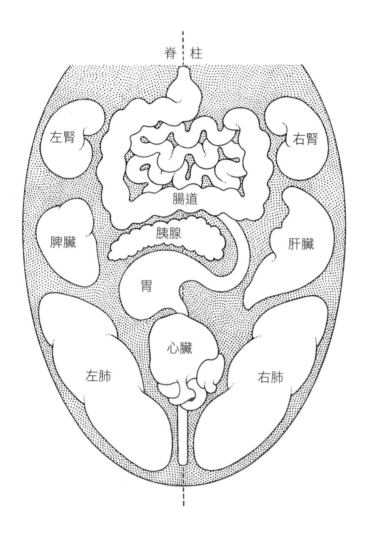

說明：此圖是鏡像，用於在鏡中觀察自己的舌頭

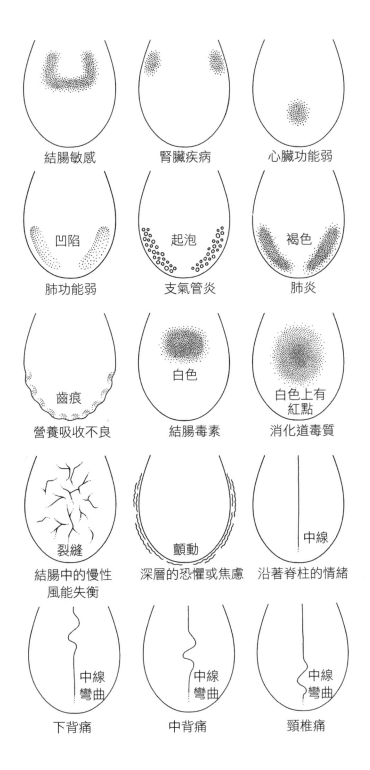

結腸敏感　　　　腎臟疾病　　　　心臟功能弱

凹陷　　　　　　起泡　　　　　　褐色
肺功能弱　　　　支氣管炎　　　　肺炎

齒痕　　　　　　白色　　　　　　白色上有
　　　　　　　　　　　　　　　　紅點
營養吸收不良　　結腸毒素　　　　消化道毒質

裂縫　　　　　　顫動　　　　　　中線
結腸中的慢性　　深層的恐懼或焦慮　沿著脊柱的情緒
風能失衡

中線　　　　　　中線　　　　　　中線
彎曲　　　　　　彎曲　　　　　　彎曲
下背痛　　　　　中背痛　　　　　頸椎痛

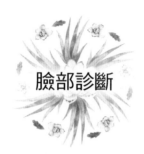

臉部診斷

　　臉龐是心靈的鏡子。你臉部的線條和皺紋能顯示真相。如果身體有紊亂情況和疾病，就會顯現在臉部。在鏡子中仔細觀察臉部的不同部位。前額上的橫紋，表示很深的擔憂和焦慮。眉心右側的豎紋，表示情緒被壓抑在肝臟中。眉心左側的豎紋，表示脾臟裡有情緒。

　　下眼瞼浮腫表示腎臟受損。鼻子或臉頰上的蝴蝶斑，即右頁圖的腎區下方，表示身體難以吸收鐵或葉酸，並且因阿格尼低下而導致與消化相關的新陳代謝運轉不良。

　　一般而言，風能體質者無法增重，因此臉頰扁平、凹陷。水能體質者因為新陳代謝慢，易保存水分和脂肪，所以臉頰飽滿。

　　鼻子的形狀能代表體質。尖鼻子可能是火能體質；圓鼻子可能是水能體質；而歪鼻子可能是風能體質。

臉部診斷圖示

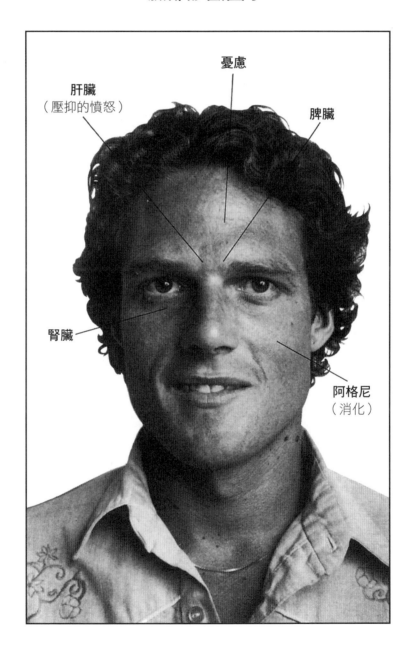

憂慮

肝臟
（壓抑的憤怒）

脾臟

腎臟

阿格尼
（消化）

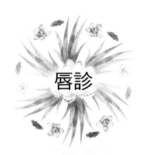

唇診

　　與身體的其他特徵一樣（例如，舌頭、指甲、臉部、眼睛），嘴唇也能反應不同身體器官的健康或疾病。

　　你可以觀察嘴唇的大小、形狀、表面、顏色和輪廓。如果嘴唇乾燥、粗糙，代表脫水或風能失衡。緊張和恐懼也會讓嘴唇乾燥、顫抖。貧血時，嘴唇會變得蒼白。長期吸菸，嘴唇會變成棕黑色。唇邊反覆出現的炎症斑塊，代表有皰疹和慢性火能失衡。如果嘴唇上有多個淺褐色斑點，代表消化不良或結腸內有寄生蟲。如果有黃疸，嘴唇就會變黃。在心臟疾病中，由於缺氧，嘴唇會變紫。嘴唇不同部位的變色代表相應器官的異常。（見右頁圖示。）

唇診圖示

狀況說明：風能體質者的嘴唇薄且乾燥，火能體質者的嘴唇是紅色的，而水能體質者的嘴唇又厚又油。嘴唇乾裂表示脱水或風能失衡。嘴唇蒼白是貧血的症狀。嘴唇上有褐色斑點，表示有慢性消化不良的症狀，也可能表示結腸中有寄生蟲。嘴上的皰疹、水泡或潰瘍代表火能失衡。嘴唇顫抖表示恐懼或焦慮。

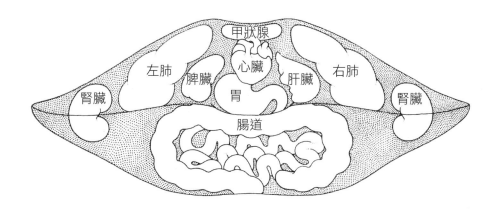

説明：此圖是鏡像，用於在鏡中觀察自己的嘴唇。

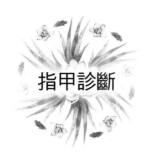

指甲診斷

根據阿育吠陀的觀點，指甲是多餘的骨骼。你可以觀察指甲的大小、形狀、表面和顏色變化，並觀察它們是否有彈性、柔軟，或脆弱、易折斷。

如果指甲乾燥、略彎曲、粗糙、易折斷，則代表風能在體內占主導地位。如果指甲柔軟、呈粉紅色、易彎曲、有光澤，則代表火能在體內占主導地位。當指甲厚、結實、柔軟、非常閃亮、輪廓均勻，則代表水能在體內占主導地位。

指甲上的豎紋，表示消化系統吸收不良。指甲上的橫槽，表示營養不良或長期患病。

有時，指甲變得突起、凸出，像棒槌一樣呈蒜頭狀，這種情況被叫做杵狀甲，表示心肺虛弱。當指甲呈匙狀凹陷，能裝下一滴水，表示缺鐵。指甲上的白點表示缺鋅或缺鈣。

指甲發白，代表貧血。指甲過紅，代表紅血球過多。指甲呈黃色，代表肝臟虛弱或有黃疸。指甲發紫，代表心臟衰弱。

每根手指都對應著一個身體器官。拇指指甲對應著大腦和顱骨，食指對應肺部，中指與小腸有關，無名指與腎臟有關，小拇指與心臟有關。

無名指上的白色斑點，代表鈣在腎臟內沉積。如果斑點位於中指，代表小腸有未吸收的鈣，如果白色斑點位於食指，代表鈣沉積在肺部。

指甲診斷圖示

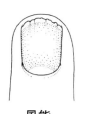 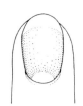 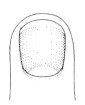

風能	**火能**	**水能**
易折斷	柔軟、粉色、柔軟	厚、結實、油性

健康狀況：指甲的顏色可指出特定的病症。指甲發白，表示貧血。指甲呈黃色，表示肝臟虛弱，指甲發紫是心肺虛弱。如果月牙兒（指甲底部的新月形）呈紫色，則代表肝臟受到破壞。紅色月牙是心力衰竭的徵兆。

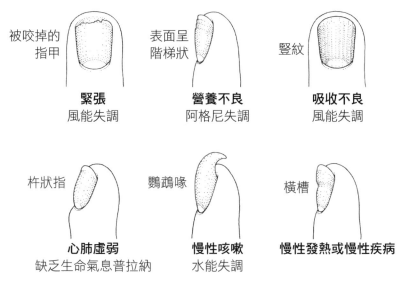

被咬掉的
指甲

緊張
風能失調

表面呈
階梯狀

營養不良
阿格尼失調

豎紋

吸收不良
風能失調

杵狀指

心肺虛弱
缺乏生命氣息普拉納

鸚鵡喙

慢性咳嗽
水能失調

橫槽

慢性發熱或慢性疾病

指甲末端
隆起

慢性肺部感染
水能失調

白點

缺乏鈣或鋅

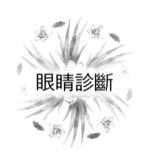

眼睛診斷

眼睛小且頻繁眨眼，代表體內風能占主導地位。眨眼過多，代表內心深處的緊張和焦慮或恐懼。眼瞼下垂，代表不安全感、恐懼或缺乏自信，風能失調。

美麗且有吸引力的大眼睛，是水能體質。

火能體質的人，眼睛亮晶晶的，對光線敏感，眼白髮紅，容易近視。根據阿育吠陀的觀點，眼睛的能量來自基礎的火元素。視網膜中旺盛的熱能，導致對光敏感。因此，火能體質者在體內有充足的火，眼睛往往對光敏感。

如果眼球突出，表示有甲狀腺功能障礙。如果結膜蒼白，表示貧血。如果眼睛呈黃色，表示肝臟虛弱。

另外，也應該查看虹膜的顏色、大小和形狀。虹膜小代表關節虛弱。如果在虹膜周圍有白環，代表攝入鹽或糖過量。對中年人而言，這也可能表示身體有壓力。如果白環非常突出且非常白（特別是中年人），這代表關節有退化性病變。關節將容易發出聲響，可能會出現關節炎和關節疼痛。虹膜上的棕黑色斑點，代表腸道內有未吸收的鐵。

眼睛診斷圖示

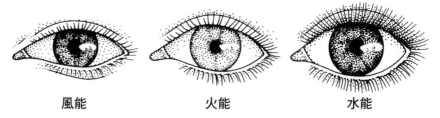

風能　　　　　　火能　　　　　　水能

風能體質者眼睛小而神經質，眼瞼下垂、乾燥，睫毛稀疏。眼白渾濁，而虹膜較暗，呈灰棕色或黑色。火能體質者眼睛大小適中、銳利、有光澤、對光敏感。睫毛亮澤稀疏，虹膜呈紅色或黃色。水能體質者眼睛大、美麗而濕潤，睫毛長、濃密，亮澤。眼白非常白，而虹膜呈白色、藍色或黑色。

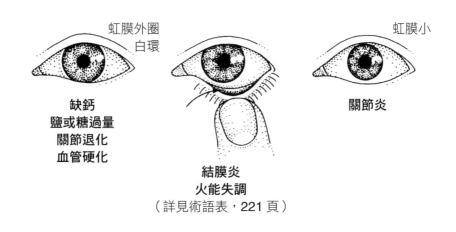

虹膜外圈
白環

虹膜小

缺鈣
鹽或糖過量
關節退化
血管硬化

關節炎

結膜炎
火能失調
（詳見術語表，221 頁）

除了前幾頁提到的診斷技術外，阿育吠陀還採用其他臨床檢查方法，即觸診、叩診、聽診和問診。此外，還有對心臟、肝臟、脾臟、腎臟、尿液、糞便、痰液，汗液、言語表達和面相的檢查。

治療方法

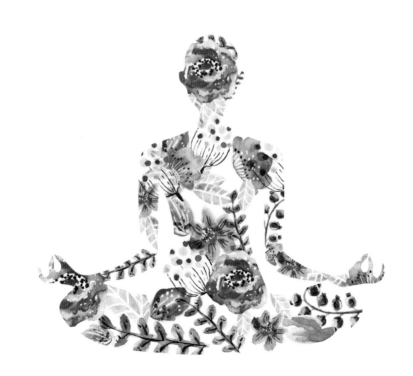

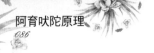

　　阿育吠陀療法是在風能—火能—水能三種體液之間建立平衡。正如第四章中探討的，當這三者失衡時，疾病就產生了。

　　依據阿育吠學說，在展開任何形式的治療（無論是藥物治療、針灸治療、脊椎推拿治療、按摩治療、對抗療法，還是其他治療）之前，如果不先消除系統中致病的毒質，就會將這些毒質推向深層組織。表面症狀的治療，可能會使疾病得以緩解，然而，疾病產生的根本原因並沒有受到影響，因此疾病會以相同或另一種形式再次出現。

　　阿育吠陀療法有兩種類型：「清除毒質」與「中和毒質」。這兩種療法既可以應用在身體層面，也可以應用在情緒層面。

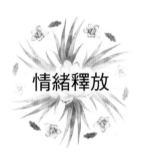

情緒釋放

　　我們先來解決情緒或心理因素。憤怒、恐懼、焦慮、緊張、嫉妒、占有慾和貪婪，是常見的人類情感。然而，多數人在孩童時期就學會了不能把這些負面情感表達出來。結果，人們從小就開始壓抑這些情緒的自然流露。阿育吠陀教導我們，必須釋放這些情緒，如果繼續壓抑這些情緒，會導致能量失衡，產生致病的毒質。

　　阿育吠陀處理消極情緒的技巧是：觀察並釋放。例如，憤怒時，

你應該全然的覺察它，自始至終觀察這個感覺，看著它展開和消逝，從觀察中，你會瞭解憤怒的本質，之後，釋放它，讓它離去。所有的負面情緒都可以透過這種方式處理。阿育吠陀教導我們，透過覺察，所有的負面情緒都可以釋放。

恐懼與風能有關；憤怒與火能有關；貪婪、嫉妒和占有慾與水能有關。如果人壓抑恐懼，腎臟就會受到干擾；壓抑憤怒，肝臟就會受到干擾；壓抑貪婪和占有慾，心臟和脾臟就會受到干擾。

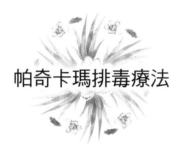

帕奇卡瑪排毒療法

對於許多小毛病，例如胸腔黏液過多、腸道膽汁過多、胃部水能過多，或氣體在大腸中的積聚，可以採用物理方式消除。對於這樣的療法，阿育吠陀建議採用帕奇卡瑪排毒療法（The pancha karma）。這些過程能夠淨化身體、心和情感。pancha 的意思是「五個」，karma 意思是「行為」或「過程」，這五個過程是：催吐、催瀉（通便或緩瀉）、灌腸、鼻腔給藥和淨化血液。

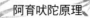

1. 催吐療法

當肺部堵塞引起支氣管炎、咳嗽、感冒或哮喘反覆發作時，阿育吠陀的治療方法是催吐療法（Vamana），用來消除導致黏液的過量水能。首先，喝三到四杯甘草或菖蒲根茶；然後摩擦按壓舌頭來催吐，進而釋放情緒。或者，在早上刷牙前，可以喝兩杯鹽水，它會加劇水能，之後摩擦按壓舌頭來催吐。一旦吐出黏液，患者會立即感覺輕鬆了。充血、哮喘和呼吸困難的情況就會消失，鼻竇也會變得通暢。

催吐療法還適用於皮膚病、慢性哮喘、糖尿病、慢性感冒、淋巴阻塞、慢性消化不良、水腫（腫脹）、癲癇（未發作時）、慢性鼻竇問題和扁桃腺炎的反覆發作。

催吐療法圖示

透過上通道來清除

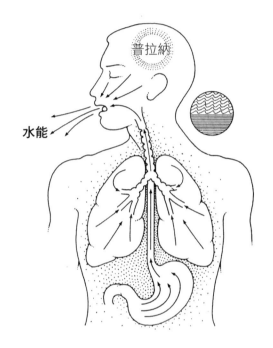

以催吐療法清理水能，並消除黏液和堵塞。

- **事前準備：** 在催吐的前一天晚上用油按摩和熱敷。在催吐之前的一至三天，需要每天喝兩到三次油，每次一杯，直到糞便變得油膩，或感覺噁心為止。同時，還要吃水能屬性的飲食，來增加體內的水能。催吐應該在早上（水能時間）進行。早上應該多吃加了大量鹽的印度香米和優格，這會提升胃裡的水能。在胸部和背部熱敷，會使水能液化。接著，安靜地坐在一張與膝同高的椅子上，喝一杯蜂蜜甘草汁，或菖蒲根茶。在飲用之前，測量並記錄這種嘔吐劑的劑量，以便稍後可以確定來自製劑的嘔吐物的量。喝完製劑後，會感到噁心想吐。之後應該刮擦舌頭，刺激嘔吐，直到嘔吐出膽汁為止。這種治療方法的成功程度由以下因素決定：❶ 嘔吐次數：最多 8 次，中間值是 6 次，最少 4 次。❷ 嘔吐物的量：最多 1 夸脫（約 950 毫升），中間值是 1/2 品脱，最少 1 品脱（約 470 毫升）。

催吐療法圖示（續）

- **嘔吐後措施**：休息、斷食、吸藥用菸草，不抑制排尿、排便、排氣、打噴嚏、咳嗽等自然衝動。

- **適應症**：咳嗽、感冒、哮喘、水能型發燒、噁心、食慾不振、貧血、下通道出血、中毒、皮膚病、糖尿病、淋巴管阻塞、慢性消化不良、水腫（腫脹）、癲癇、慢性鼻竇問題、扁桃腺炎反覆發作。

- **禁忌症**：兒童、老年人、虛弱、饑餓、心臟病、肺部有空洞、上通道出血、經期、妊娠期、消瘦、悲痛、肥胖。

- **催吐劑成分**：甘草、菖蒲、鹽、小豆蔻、馬錢子。

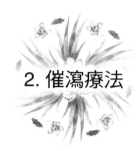

2. 催瀉療法

當膽汁大量分泌，並積聚在膽囊、肝臟、腸道裡，可能導致過敏性皮疹或皮膚問題，例如痤瘡或皮膚炎症，以及慢性發熱、腹水、膽汁嘔吐或黃疸等。阿育吠陀對上述情況的療法是服用瀉藥或進行催瀉療法（virechan）。美國種植的許多優質藥草均可用於這種治療。例如，番瀉葉茶是一種溫和的瀉藥。然而，對於風能體質的人，這種茶可能會引起腸絞痛，因為它會加劇大腸的蠕動。

對於風能或火能體質的人而言，一杯加了兩茶匙印度酥油（Ghee）的熱牛奶就是有效的瀉藥。（酥油的製作方法請見附錄 C 食譜）。在睡覺前服用這種瀉藥，將有助於緩解體內導致膽汁紊亂的多餘火能。

在使用瀉藥時，注意飲食很重要。患者不應食用會加劇體內主導體質，也就是會引起風能—火能—水能失衡的食物。（有關飲食的更多介紹請參閱第八章。）

阿格尼低弱的人、急性發燒、腹瀉、嚴重便祕、直腸出血、肺部有空洞的人，不應服用瀉藥。當胃裡有異物、灌腸後，或出現消瘦、虛弱或直腸脫垂的情況下，也不應服用瀉藥。

催瀉療法圖示

透過下通道來清除

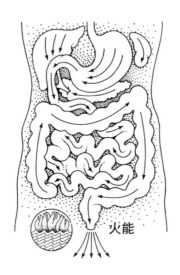

火能

催瀉療法是對火能的清潔，是對血液毒質的淨化。它可以在催吐治療三天後進行。如果未進行催吐療法，可以直接進行。為了進行催瀉治療，必須分別在直腸部位和腹部塗油並熱敷。催瀉療法可以清潔汗腺、小腸、結腸、腎臟、胃、肝臟和脾臟。

- **適應症**：皮膚病、慢性發熱、痔瘡、腹部腫瘤、寄生蟲、痛風、黃疸。

- **可能的禁忌症**：兒童、老年人、虛弱、急性發熱、阿格尼低弱、消化不良、下通道出血、肺部有空洞、腹瀉、胃內異物、催吐療法後立即進行、消瘦、潰瘍性結腸炎、直腸脱垂。

- **瀉藥成分**：番瀉葉、黑棗、麩皮、亞麻籽殼、蒲公英根、洋車前子種子、牛奶、鹽、蓖麻油、葡萄乾、芒果汁。

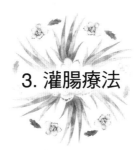

帕奇卡瑪排毒療法

3. 灌腸療法

　　阿育吠陀灌腸療法（basti）是以液體為媒介，將芝麻油、菖蒲油或草藥煎劑導入直腸。藥物灌腸是對風能紊亂的徹底治療。它可以緩解便祕、脹氣、慢性發熱、普通感冒、性功能障礙、腎結石、心臟痛、嘔吐、背痛、頸部疼痛和胃酸過多。如果有坐骨神經痛、關節炎、風濕病和痛風等風能紊亂的情況，也可以用灌腸療法來改善。風能是導致疾病的活躍因素。至少有八十種與風能相關的疾病。這些疾病中，有八成能透過灌腸療法徹底改善。

　　如果患者正在腹瀉或直腸出血，則不能進行藥物灌腸。患有慢性消化不良、咳嗽、呼吸困難、腹瀉、糖尿病或嚴重貧血的人，不能進行油灌腸；油灌腸同樣也不適用於七歲以下的兒童或老人。對於急性發熱、腹瀉、感冒、癱瘓、心臟疼痛、腹部劇烈疼痛或消瘦的人，不能進行煎劑灌腸（在水中煮沸的草藥）。進行油或煎劑灌腸時，所使用的液體應至少在體內保持三十分鐘；但如果可能的話，最好保持更長的時間。

灌腸療法圖示

透過下通道排毒及用藥

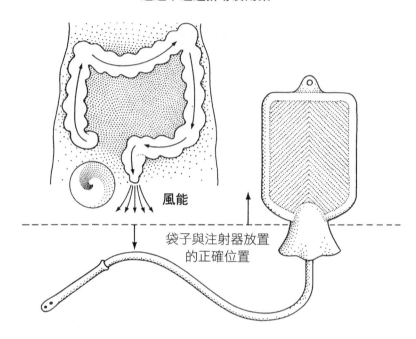

風能是致病的主要因素。風能負責糞便、尿液、膽汁和其他排泄物的保留及清除。

風能主要位於結腸，骨骼也是風能的所在。因此，在直腸給藥可以作用到骨骼組織（asthi dhatu）。結腸的黏膜與骨骼的外層（骨膜）有關，它可以滋養骨骼。因此，任何直腸給藥都會進入骨骼等深層的組織，並改善風能的失調狀況。

- **灌腸劑的種類：**❶ 油灌腸劑：1/2 至 1 杯溫熱的芝麻油（針對慢性便祕）。❷ 煎劑灌腸：1/2 杯雷公根或紫草湯（參見附錄 C 食譜，甘草酥油中的甘草湯）和 1/2 杯溫芝麻油。❸ 營養物質灌腸：1 杯溫熱的牛奶、1 杯肉湯或 1 杯骨髓湯。

- **適應症：**便祕、脹氣、下背部疼痛、痛風、風濕病、坐骨神經痛、關節炎、神經功能失調、風能型頭痛、消瘦、肌肉萎縮。

- **禁忌症：**❶ 油灌腸：糖尿病、肥胖、消化不良、阿格尼低弱、脾臟腫大、意識喪失。❷ 煎劑灌腸：虛弱、打嗝、痔瘡、肛門炎症、腹瀉、妊娠期、腹水、糖尿病。❸ 營養物質灌腸：糖尿病、肥胖、淋巴管阻塞、腹水。

帕奇卡瑪排毒療法

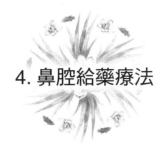

4. 鼻腔給藥療法

鼻腔給藥在梵文中稱為 nasya。如果喉嚨、鼻子、鼻竇或頭部積聚了過多的體液，會透過可能範圍內最近的開口排掉。鼻子是通往大腦和意識的大門：生命氣息普拉納（prana）透過鼻子呼吸，進入身體。普拉納負責維持感官和運動器官的功能。鼻腔給藥適用於改善影響大腦、感官和運動器官的普拉納紊亂。

鼻腔給藥適用於鼻子乾燥、鼻竇堵塞、聲音嘶啞、偏頭痛、抽搐，和某些眼睛及耳朵問題。一般來說，鼻腔用藥不應在沐浴、進食、性行為或飲酒後進行，也不應在懷孕或月經期間進行。

鼻腔按摩可以改善呼吸。在這種治療中，用小手指蘸取酥油，然後伸入鼻子。慢慢按摩鼻腔內壁，手指要盡量深入鼻腔。這種治療方法有助於釋放情緒。（鼻腔組織很嬌嫩，採用這種方法的時候，指甲必須剪短，以免損傷脆弱的黏膜）。因為大多數人的鼻中隔都是歪的，鼻子的一側會比另一側更容易進入和按摩。

不應強行插入手指。按摩應該緩慢進行。手指先順時針轉動，然後再逆時針轉動。透過這種方式，被堵塞在呼吸道內的情緒就會得到釋放。每日早晚均可使用這種療法。透過這種方式，呼吸模式將隨著情緒的釋放而改變，視力也會提高。

鼻腔給藥療法圖示

鼻子是通往大腦和意識的大門

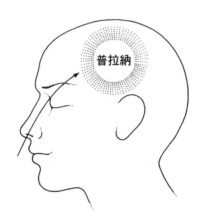

- **鼻腔給藥的種類**：❶ 催瀉法（virechana），使用藥粉或藥草進行清潔。
❷ 營養物質法（適用於風能）。❸ 鎮靜劑法。❹ 湯劑法。❺ 使用酥油或油。
❻ 鼻腔按摩。

- **藥粉的使用（催瀉法）**：用管子把乾燥的雷公根乾粉吹入鼻腔。適用於水能
紊亂類疾病，如頭痛、頭重、感冒、流鼻涕、眼睛發黏，因水能的黏性引起
的聲音嘶啞、鼻竇炎、頸淋巴結炎、腫瘤、寄生蟲、皮膚病、癲癇、嗜睡、
帕金森病、慢性鼻炎、執著、貪婪和強烈的欲望或性慾。

- **營養物質法**：使用酥油、油、鹽。適用於風能紊亂，如偏頭痛、聲音乾澀、
鼻子乾、緊張、焦慮、恐懼、頭暈、空虛、消極、上眼瞼下垂、滑囊炎、
頸部僵硬、頸椎病、鼻竇乾、嗅覺喪失。

- **鎮靜劑法**：使用蘆薈汁、溫牛奶、天冬汁、雷公根汁。鎮靜劑僅適用於火
能紊亂，即掉髮、結膜炎、耳鳴。

- **湯劑法**：使用煎劑和油一起用於治療風能、火能和水能疾病。

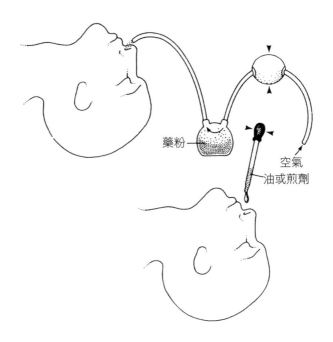

藥粉

空氣
油或煎劑

- **鼻腔按摩**：用小指蘸取適量油，盡量深深地插入每個鼻孔。透過這種溫和的按摩來潤滑鼻腔通道。鼻腔按摩有助於放鬆深層組織，一天任何時間都可以進行，或者在感到有壓力時進行。如圖所示，應該躺在桌子上，頭後仰，鼻孔向上。根據需要，每個鼻孔滴五滴油或酥油。至少在這個姿勢保持一分鐘。

- **禁忌症**：孕期、生理期、性行為後、沐浴後、進食後或飲酒後。

- **鼻腔給藥所用的藥品**：菖蒲根粉、雷公根、洋蔥、大蒜、黑胡椒、辣椒、薑、酥油煎劑。

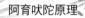

帕奇卡瑪排毒療法

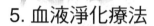

5. 血液淨化療法

毒質經胃腸道吸收進入到血液，在全身循環。毒質可能會顯現在皮下組織或關節間隙，進而產生疾病。在這種情況下，必須消除毒質和淨化血液。

皮膚疾病的反覆發作，如蕁麻疹、皮疹、濕疹、痤瘡、疥瘡、白癜風、慢性瘙癢和慢性蕁麻疹，可透過放血療法治療。這種方法對於肝脾腫大和痛風也有效。

火能會呈現在血液的廢物中，因此許多火能型的疾病，例如皮疹和痤瘡，毒質是在血液系統中循環的。所以針對這類疾病，從靜脈中抽取少量血液，會緩解血液裡毒質造成的緊張感。（此過程僅限醫師進行操作。）

放血療法還會刺激血液中的抗毒質物質，這種物質有助於提高血液系統的免疫機制。因此，毒質的中和能夠根治許多血液和骨骼疾病。

在貧血、水腫和虛弱的情況下，禁止使用放血療法。不建議幼兒或老年人使用這種療法。

過量的糖、鹽、優格、酸味食物等物質，對血液也有毒。為了保持血液純淨，某些血液疾病應避免食用這些食物。

牛蒡根茶是最好的血液淨化劑。對於血液中攜帶的疾病，如過敏、皮疹或痤瘡，患者應先服用牛奶瀉藥，第二天晚上再開始服用牛蒡根茶來治療。這種茶是用一茶匙牛蒡根粉末加在一杯熱水中製成的。如果每晚服用，草藥將開始發揮作用，淨化血液。其他淨化血液的草藥，還有番紅花、檀香粉、薑黃和菖蒲根粉。石榴汁、橙汁和天冬根也有利於改善血液疾病。放血療法完成後，可以服用這些草藥。

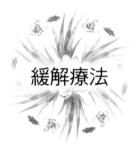

緩解療法

清除了深層的毒質後，應進行緩解療法（shamana）。緩解療法透過點燃阿格尼和利用斷食刺激消化，來中和毒質。你也可以透過內服辛辣的草藥，如薑和黑胡椒來中和毒質。其他中和毒質的方法還有保持饑渴、運動、日光浴和呼吸新鮮空氣。

飲食法則

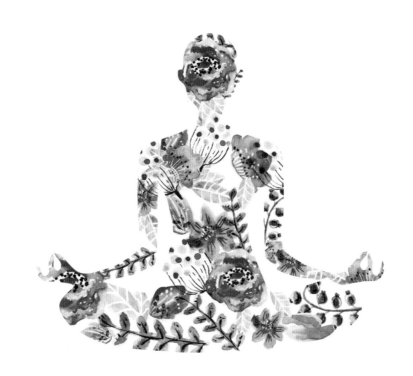

阿育吠陀認為，每個人都具備自我療癒的能力，因此它是透過瞭解身體及其需求，提供給每個人重返健康的自由。

根據阿育吠陀的觀點，保持健康的關鍵，是合理的飲食和健康穩定的規律作息。遵循瑜伽和呼吸練習等傳統的習練也同樣重要，掌握這些提升靈性的技巧，就可以創造幸福與和諧。

要選擇適合個人體質的飲食。你需要瞭解體質，以及體質與食物品質之間的關係，這樣就可以選用適當的飲食。要考慮食物的味道（甜、酸、鹹、辣、苦或澀），以及它是輕盈或沉重，熱加工或冷加工，油性或乾燥，液體或固體，同時也要考慮季節。

後頁表格提供了對每種體質有益和有害的食物清單。表格裡每類食物旁邊向上的箭頭，代表這些食物會導致該種體液增加。向下的箭頭，代表這些食物會減少該種體液，對這類體質的人有益。例如，果乾、蘋果、瓜類、馬鈴薯、番茄、茄子、霜淇淋、牛肉、豌豆和綠色沙拉，會加重風能。因此，風能體質者不應過量攝取這些食物。相反地，甜的水果、酪梨、椰子、糙米、紫甘藍、香蕉、葡萄、櫻桃和柳橙，對風能體質者有益。

辛辣食物、花生醬、酸味水果、香蕉、木瓜、番茄、大蒜會增加火能。芒果、柳橙、梨、李子、芽菜、綠色沙拉、葵花子、蘆筍和蘑菇，會抑制火能。

香蕉、瓜類、椰子、棗、木瓜、鳳梨和乳製品，會增加水能。至於果乾、石榴、蔓越莓、印度香米、芽菜和雞肉，對於水能體質者有益。

在夏季，氣溫高，人們容易出很多汗，火能占主導地位，不宜食用熱的、辣的或辛辣的食物，因為它們會加劇火能。在秋季，風乾物燥，大氣中呈現更多的風能，此時，人應該避免果乾、高蛋白質食物和其他增加風能的食物。冬季是水能的季節；它帶來冰雪和寒冷，應該避免冷飲、霜淇淋、乳酪和優格。這些食物會增加水能。

考慮飲食時，食物的品質和新鮮程度是重要因素。某些食物一起食用會相剋，如魚和牛奶、肉和牛奶、優格和牛肉、酸味水果和牛奶。此外，大多數瓜類都應該單獨食用。當它們與其他食物一起食用時，會產生淤堵，可能會影響腸道的吸收。上述影響可能導致三大生命能量的不平衡。相剋的食物一起消化時，會產生毒質。

食物的攝取應該考量阿格尼（體內促進消化的火）的情況進行。除非感到饑餓，否則不要進食；除非口渴，否則不要喝水。不要在饑餓時喝水，也不要在口渴時進食。如果感到饑餓，代表你的消化火被點燃了。如果這時喝水，將會稀釋消化酶，阿格尼會降低。

食物為身體、心和意識提供營養。進食的方式非常重要。進食時，身體要坐直，不要分散注意力，例如看電視、交談或閱讀。全神貫注地品嚐食物的味道。帶著愛和慈悲進食，才能清楚地感受到味道。

味道並非源自食物本身，而是源自進食者的個人體驗。如果阿格尼受損，你就無法好好體驗到食物的味道。食物的味道取決於阿格尼。香料或調味料能促進阿格尼燃燒，並可淨化身體，使食物的味道更豐富。在吞嚥食物之前，應至少咀嚼 32 下。這樣才能讓口腔

中的消化酶發揮作用。此外，這也讓胃有時間做好準備，接受咀嚼過的食物。恰當的進食速度非常重要。

每次吃多少食物也同樣重要。胃部應該三分之一是食物，三分之一是水，三分之一是空氣。每頓飯攝入的食物量，應相當於用手抓取的兩把。如果吃多了，胃就會撐大，會需要更多的食物。暴飲暴食者的胃會像氣球一樣膨脹。暴飲暴食也會導致消化道中產生更多毒質。當食物變成了毒質，身體就必須消耗能量來清除。應當規範飲食，規律進食也是一種冥想。透過這種方式，進食會滋養身體、心和意識，同時也有助於長壽。

水在維持身體平衡中具有重要的作用。水可以用果汁的形式攝入。儘管不要在吃飯時喝果汁，但是吃飯時喝水是必要的。吃飯時喝的水，會成為幫助消化的甘露。如果飯後喝水，消化液會被稀釋，消化過程就會被阻礙。此外，氣候也會影響身體所需的水量。

如果消化不良，應採用溫水斷食。這樣做將有助於淨化身體和增強阿格尼。冷水會使阿格尼冷卻，因此，對於身體系統而言，冰冷的水是毒藥，而熱水則是甘露。大量飲水時，消化會受到影響。太多的水將會滯留在體內，並增加體重。

三大基本體質的飲食指南

說明：本表提供的指南是通用性的。個人化需求的具體調整請參考：食物致敏性、阿格尼的強弱、季節、主導體質或其加劇的程度等。

▲加劇生命能量 ▼平衡生命能量	風能 vata		火能 pitta		水能 kapha	
	否▲	是▼	否▲	是▼	否▲	是▼
水果	果乾 蘋果 蔓越莓 梨 柿子 石榴 西瓜	甜味水果 杏子 酪梨 香蕉 莓果 櫻桃 椰子 新鮮無花果 葡萄柚 葡萄 檸檬 芒果 甜瓜類 柳橙 木瓜 桃子 鳳梨 李子	酸味水果 杏子 莓果 香蕉 櫻桃 蔓越莓 葡萄柚 綠葡萄 檸檬 酸柳橙 木瓜 桃子 酸鳳梨 柿子 酸李子	甜味水果 蘋果 酪梨 椰子 無花果 深色葡萄 芒果 瓜類 甜柳橙 梨子 甜鳳梨 甜李子 石榴 黑棗 葡萄乾	甜味和酸味水果 酪梨 香蕉 椰子 新鮮無花果 葡萄柚 葡萄 檸檬 瓜類 柳橙 木瓜 鳳梨 李子	蘋果 杏子 莓果 櫻桃 蔓越莓 無花果果乾 芒果 桃子 梨子 柿子 石榴 黑棗 葡萄乾

▲加劇生命能量 ▼平衡生命能量	風能 vata		火能 pitta		水能 kapha	
	否▲	是▼	否▲	是▼	否▲	是▼
蔬菜	生鮮蔬菜 青花菜 球芽甘藍 高麗菜 花椰菜 芹菜 茄子 綠葉蔬菜 * 萵苣 蘑菇 生洋蔥 歐芹 * 豌豆 胡椒 白馬鈴薯 菠菜 * 芽菜 * 番茄 * 這些蔬菜可 　加些油類調 　味品，適量 　食用。	烹煮過的 蔬菜 蘆筍 甜菜 胡蘿蔔 黃瓜 大蒜 青豆 熟秋葵 熟洋蔥 地瓜 蘿蔔 櫛瓜	辛辣的 蔬菜 甜菜 胡蘿蔔 茄子 大蒜 洋蔥 辣胡椒 蘿蔔 菠菜 番茄	甜和苦的 蔬菜 蘆筍 青花菜 球芽甘藍 高麗菜 黃瓜 花椰菜 芹菜 青豆 綠葉蔬菜 萵苣 蘑菇 秋葵 豌豆 歐芹 青椒 馬鈴薯 芽菜 櫛瓜	甜和多汁 的蔬菜 黃瓜 地瓜 番茄 櫛瓜	辛辣和苦 的蔬菜 蘆筍 甜菜 青花菜 球芽甘藍 高麗菜 胡蘿蔔 花椰菜 芹菜 茄子 大蒜 綠葉蔬菜 萵苣 蘑菇 秋葵 洋蔥 歐芹 豌豆 胡椒 白馬鈴薯 蘿蔔 菠菜 芽菜
穀物	大麥 蕎麥 玉米 小米 乾燕麥 黑麥	熟燕麥 白米 小麥	蕎麥 玉米 小米 乾燕麥 糙米 黑麥	大麥 熟燕麥 印度香米 白米 小麥	熟燕麥 糙米 白米 小麥	大麥 玉米 小米 乾燕麥 印度香米 （少量） 黑麥

▲加劇生命能量 ▼平衡生命能量	風能 vata		火能 pitta		水能 kapha	
	否▲	是▼	否▲	是▼	否▲	是▼
動物性食品	羔羊肉 豬肉 兔肉 鹿肉	牛肉 雞肉或火 雞肉 （白肉） 雞蛋 （煎的或 炒的） 海鮮	牛肉 雞蛋 （蛋黃） 羔羊肉 豬肉 海鮮	雞肉或火 雞肉 （白肉） 雞蛋 （蛋白） 兔肉 大蝦 （少量） 鹿肉	牛肉 羔羊肉 豬肉 海鮮	雞肉或火 雞肉 （紅肉） 雞蛋 （非煎蛋 或炒蛋） 兔肉 大蝦 鹿肉
豆類	除了綠豆、豆腐、黑或紅扁豆外，其他豆類都不可以。		除了扁豆外，其他豆類都可以。		除了腰豆、大豆、黑扁豆和綠豆，其他豆類都有益。	
堅果	都可少量食用。		除了椰子，其他堅果都不可以。		所有堅果都不可以。	
種子	所有種子都可以（適量）。		除了葵花子和南瓜子，其他種子都不可以。		除了葵花子和南瓜子，其他種子都不可以。	
甜味劑	除了白糖，所有甜味劑都可以。		除了糖漿和蜂蜜，其他甜味劑都可以。		除了原蜜，其他甜味劑都不可以。	
調味料	所有調味料都可以。		除了芫荽、肉桂、小豆蔻、茴香、薑黃和少量的黑胡椒，其他調味料都不可以。		除了鹽，所有調味料都可以。	
乳製品	所有的乳製品都可以（適量）。		脱脂乳 乳酪 酸奶油 優格	無鹽奶油 白乳酪 酥油 牛奶	除了酥油和羊奶，其他乳製品都不可以。	
油	所有油類都可以。		扁桃仁油 玉米油 紅花油 芝麻油	椰子油 橄欖油 葵花油 大豆油	除了少量扁桃仁油、玉米油、葵花油，其他油都不可以。	

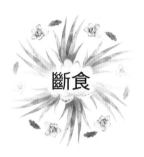

斷食

在開始斷食前，必須考慮個人體質。在西方，人們不考慮個人體質，就選擇斷食 10 天、15 天、20 天或更長時間。不過，若缺乏對體質需求的理解，可能會產生有害效果。

風能體質的人斷食不應超過三天。不吃東西會增加體內輕的屬性，而風能（體內的風）本質也是輕的。因此，如果斷食時間過長，風能元素就會受損，這個受損的元素就會產生恐懼、焦慮、緊張和虛弱。

火能體質的人同樣要控制斷食的時間。斷食超過四天會加劇火能，增加體內的火元素。這些增加的火能會導致憤怒、憎恨和頭暈等心理和生理反應。

但是水能體質的人，斷食的時間可以長一點。他們會因輕盈感的增加而感受到愉悅、輕鬆、更敏銳和更開放。辨別力和理解力也會有所增加。

如果進行果汁斷食，那麼要謹記，葡萄汁對風能體質有益；石榴汁對火能體質有益；而蘋果汁對水能體質有益。在斷食中，每天大約喝 1.5 夸脫（約 1500 毫升）加水稀釋的果汁。

斷食時，消化系統可以得到休息。在這段時間裡，不給阿格尼

（消化火）增加壓力是很重要的。斷食期間，消化火仍在燃燒，但因為沒有食物可消化，阿格尼就會慢慢燃燒掉腸道裡長期存在的毒質。

阿育吠陀認為，在斷食期間，像薑、黑胡椒、辣椒粉和咖哩等特定草藥，因其熱和辣的屬性而有藥用價值，它們可用於中和系統中的毒質。如果以茶的方式攝入這些草藥，它們有助於點燃阿格尼，將毒質燃燒掉。

在斷食時，要觀察體力和精力，一旦顯著減少，應中止斷食。

發燒、感冒、便祕和關節疼痛時，都適合進行斷食。如果有毒質或毒素（ama）存在於大腸中，應該進行斷食。

對健康的普通人，建議每週至少一天進行溫水斷食（每天 1 至 2 夸脫，約 950 至 1900 毫升）。這種做法可以使消化系統得到休息。

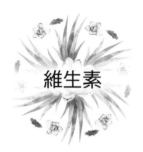

維生素

　　西方觀念認為，攝入維生素可以創造或保持良好的健康。醫師和健康專家定期給病人開維生素，例如預防感冒就服用大劑量的維生素 C，這樣的做法很常見。但是，如果不考慮個人體質，這種劑量的維生素可能會導致體內的生命能量不均衡。人體有能力生成其所需的維生素，如果不考慮個人體質和阿格尼情況，一直依賴外來的維生素，可能會使體內的維生素過量（維生素過多症）。

　　許多經常服用維生素和礦物質來補充的人，由於無法適當的消化和吸收這些天然或合成的維生素，仍然會缺乏他們所服用的維生素和礦物質。

六種基本味道

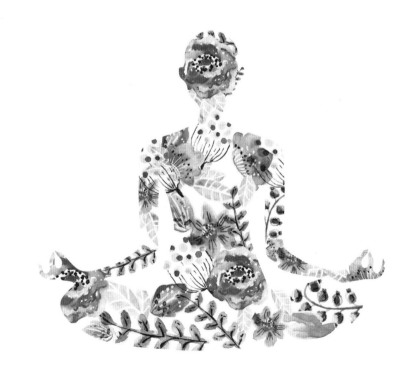

　　水元素是味覺能夠擁有感官體驗的基礎。舌頭必須是濕潤的，才能品嚐出味道。如果在乾燥的舌頭上放一些糖或胡椒粉，你是無法品嚐出味道的。要感知味覺，舌頭必須是濕潤的。

　　這世界有六種味道：甜、酸、鹹、辣、苦和澀。這六種基本味道源於五大元素。甜味是土元素和水元素；酸味是土元素和火元素；鹹味是水元素和火元素；辣味是火元素和風元素；苦味是風元素和空元素；而澀味是風元素和土元素。

　　風能體質的人應避免過量食用苦味、辣味和澀味的食物，它們會增加體內的風，容易導致脹氣。含有甜味、酸味和鹹味的食物，對風能體質者有益。

　　火能體質的人應避免酸味、鹹味和辣味的食物，它們會增加體內的火。但是，甜味、苦味和澀味的食物對火能體質者有益。

　　水能體質的人應避免含有甜味、酸味和鹹味的食物，因為它們增加體內的水。辣味、苦味和澀的食物對水能體質者有益。

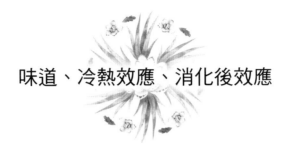

味道、冷熱效應、消化後效應

　　阿育吠陀藥理學基於以下概念：rasa、virya、vipak。這些概念與味道的精微特性，以及食物的冷熱效應相關。有機物和無機物在經過口腔、胃、小腸和大腸時，會產生不同的味道和冷熱的感覺。

　　舌頭接觸到物質時最先體驗到的味道，梵文稱 rasa（以下稱「拉沙」）。當一種物質被吞嚥進入胃部後，立即或稍後感受到的冷熱體驗，梵文稱 virya（以下稱「維爾亞」）。維爾亞的覺受或體驗，與物質的冷熱性質有關。食物也有消化後效應，梵文稱為 vipak（以下稱「維帕克」）。例如，大多數澱粉類食物在咀嚼和消化後會變甜，因此它們的消化後味道（即維帕克）是甜的。

　　阿育吠陀藥理學奠基於拉沙、維爾亞、維帕克。但在日常觀察中，可以發現還有許多其他物質在體內有特殊的、無法解釋的作用。為了理解這種作用，查拉克醫師使用了術語 prabhav（以下稱「普拉哈夫」），意思是與拉沙、維爾亞、維帕克不同的特殊作用，或例外的規律。拉沙、維爾亞、維帕克的概念不僅適用於食物和藥草，也適用於所有物質，例如：寶石、玉石、礦石、金屬、顏色，甚至適用於心和情緒。下表列出了拉沙、維爾亞、維帕克的一般規則。同時，每種味道都列出了一個普拉哈夫（即例外）。

拉沙 Rasa （味道）	維爾亞 Virya （冷熱效應）	維帕克 Vipak （消化後效應）	普拉哈夫 Prabhav （例外）
甜	冷	甜	蜂蜜—熱（virya）
酸	熱	酸	檸檬—冷（virya）
鹹	熱	甜	醬油—冷（virya）
辣	熱	辣	洋蔥—冷（virya）
苦	冷	辣	薑黃—熱（virya）
澀	冷	辣	石榴—甜（vipak）

　　因此，通常而言，甜味和鹹味的維帕克（消化後效應），是甜味；酸味的維帕克，是酸味；辣味、苦味和澀味的維帕克，為辣味。因此，拉沙、維帕克與物質的味道直接相關，而維爾亞則與它們的冷熱效應相關。

　　這三者直接影響三大生命能量，同時也影體內組織（dhatus）的營養和轉化。這些性質只能透過個人經驗來理解。後頁的圖表可以幫助讀者理解拉沙、維爾亞、維帕克，以及它們的性能和作用。

味道及其作用

味道	屬性	例子	功效	疾病或失衡
甜 （土元素＋水元素）	冷的	小麥、白米、牛奶、糖果、糖、大棗、甘草根、紅花苜蓿、薄荷、紅榆	合成代謝：減少風能和火能，增加水能。促進身體健康。增加拉沙、水元素和活力素。增強體力，解渴，產生灼燒感，滋養和舒緩身體。是冷的。	導致肥胖；導致睡眠過多、增重、嗜睡、缺乏胃口、咳嗽、糖尿病和肌肉異常生長。
酸 （土元素＋火元素）	熱的	優格、乳酪、綠葡萄、檸檬、洛神花、玫瑰果、羅望子果	合成代謝：減少風能，增加火能和水能。使食物更美味，刺激食慾，讓大腦更敏銳。強化感官，促進唾液分泌。是輕的、熱的和油性的。	導致口渴、牙齒敏感，產生不由自主的閉眼動作、水能的液化、血液中的毒質、水腫、潰瘍、胃食道逆流和胃酸。
鹹 （水元素＋火元素）	熱的	海鹽、岩鹽、海帶	合成代謝：減少風能，增加火能和水能。有助於消化。具有抗痙攣和通便作用。促進唾液分泌，抵消其他所有味道的影響。保持水分。是重的、油性的、熱的。	影響血液，導致昏厥和身體發熱。增加皮膚疾病。導致發炎、血液疾病、消化性潰瘍、皮疹、痤瘡和高血壓。

味道及其作用（續）

味道	屬性	例子	功效	疾病或失衡
辣 （火元素＋ 風元素）	熱的	洋蔥、蘿蔔、辣椒、薑、大蒜、阿魏、辣椒粉	分解代謝：減少水能，增加風能和火能。保持口腔清潔，促進食物消化和吸收，淨化血液，治療皮膚疾病，有助於清除血塊，淨化身體。是輕的、熱的、油性的。	增加熱、出汗、昏厥。造成喉嚨、胃和心臟的灼燒感。能導致消化性潰瘍、頭暈和昏迷。
苦 （風元素＋ 空元素）	冷的	蒲公英根、百聖薊、奧沙（Osha）、皺葉酸模、大黃、鮮薑黃根、葫蘆巴、龍膽根	分解代謝：減少火能和水能，增加風能。增進其他味道。有抗毒素和殺菌作用，可解決昏厥，瘙癢和體內的灼燒感。是輕的、冷的。	增加粗糙感，讓人消瘦，乾燥。減少骨髓和精液。可導致頭暈，甚至昏迷。
澀 （風元素＋ 土元素）	冷的	未熟的香蕉、石榴、沒藥、白毛茛、薑黃、明礬	分解代謝：減少火能和水能，增加風能。有鎮靜作用，但會引起便祕，引起血管收縮，血液凝固。是乾的、粗糙的、冷的。	增加口乾、腫脹、便祕、語言表達障礙。 過多的澀味會對心臟產生不良影響。

拉沙（rasa）、維爾亞（virya）、維帕克（vipak）的屬性和作用

	名稱	拉沙 rasa	維爾亞 virya	維帕克 vipak	屬性，以及對三大生命能量的作用
肉類	牛肉	甜	熱	甜	沉重的，濃厚的。增加火能和水能，減少風能。
	雞肉	甜和澀	熱	辣	輕盈的，油性的，強健身體。適量食用不會影響風能、火能和水能。
	魚肉（總體）	甜	熱	甜	沉重的，油性的，光滑的。增加熱能，增加火能和水能，減少風能。
	羔羊肉	甜和澀	熱	甜	沉重的，強健身體的。增加風能、火能和水能。
	豬肉	甜和澀	熱	甜	沉重的，油性的，光滑的。增加食慾。促進出汗，增加風能、火能和水能。
	兔肉	甜和澀	熱	辣	輕盈的，乾燥的，粗糙的。增加風能，減少火能和水能。

拉沙（rasa）、維爾亞（virya）、維帕克（vipak）的屬性和作用（續一）

	名稱	拉沙 rasa	維爾亞 virya	維帕克 vipak	屬性，以及對三大生命能量的作用
乳製品	奶油 （無鹽）	甜和澀	冷	甜	油性的，光滑的，減少痔瘡發生的可能性。促進腸道吸收。增加水能，減少風能和火能。
	乳酪 （無鹽）	甜和酸	冷	甜	沉重的，光滑的。增加火能和水能，減少風能。
	牛奶	甜	冷	甜	輕盈的，油性的，光滑的。增加水能，減少風能和火能。
	雞蛋	甜和澀	熱	辣	油性的，光滑的，沉重的。增加火能和水能，減少風能。
	酥油	甜	冷	甜	輕盈的，油性的，光滑的。過量食用，會增加水能。適量食用，對風能、火能和水能有益。促進消化。強健身體。
	羊奶	甜和澀	冷	甜	輕盈的，減輕咳嗽、發燒、腹瀉等症狀。增加風能，減少火能和水能。
	母乳	甜	冷	甜	輕盈的、油性的、光滑的。增強活力素。保持風能、火能和水能的平衡。
	優格	酸和澀	熱	酸	光滑的，油性的，有益於消化、緩解腹瀉、減輕尿痛。增加火能和水能，減少風能。

	名稱	拉沙 rasa	維爾亞 virya	維帕克 vipak	屬性，以及對三大生命能量的作用
油類	蓖麻油	甜和苦	熱	辣	沉重的，味道強烈的，油性的。緩解風濕熱和便祕。增加火能和水能，減少風能。
	椰子油	甜	冷	甜	相對輕盈的，油性的、光滑的。增加水能，減輕風能和火能。
	玉米油	甜	熱	甜	相對輕盈的，油性的、光滑的。增加火能，適量使用對風能和火能無影響。
	油類（總體）	甜	熱	甜	重的，油性的，光滑的，強健的。增加火能和水能，減輕風能。
	紅花油	甜和辣	熱	辣	相對輕盈的，刺激的，油性的。過量會有刺激性。增加火能，減少風能和水能。
	葵花油	甜	冷	甜	輕盈的，油性的，光滑的，強健的。對風能、火能和水能有益。
	白芥籽油	辣	熱	辣	輕盈的，刺激的，油性的，緩解關節炎及肌肉扭傷。外用於體表時加蓖麻油。增加火能，減少風能和水能。
	芝麻油	甜、苦和澀	熱	甜	沉重的，油性的，光滑的。增加火能，減少風能。適量食用對水能無影響。

拉沙（rasa）、維爾亞（virya）、維帕克（vipak）的屬性和作用（續二）

	名稱	拉沙 rasa	維爾亞 virya	維帕克 vipak	屬性，以及對三大生命能量的作用
甜味劑	蜂蜜	甜和澀	熱	甜	乾的，粗糙的，沉重的。減少黏液。略增加火能，減少風能和水能。
	楓糖漿	甜和苦	冷	甜	光滑的，油性的。如果過量食用會增加水能。減輕風能和火能。
	原蔗糖	甜	冷	甜	沉重的，光滑的，油性的。增加脂肪。增加水能，減輕風能和火能。
豆類	黑扁豆	甜	熱	甜	強健身體。增加火能和水能，減少風能。
	鷹嘴豆	甜和澀	冷	甜	沉重的，乾燥的，粗糙的，脫水的，產生氣。增加風能，減輕火能和水能。
	腰豆	甜和澀	冷	甜	乾燥的、粗糙的、沉重的，通便的。增加風能和水能，減少火能。
	扁豆（總體）	甜和澀	冷	甜	乾燥的，粗糙的，沉重的，脫水的。應少量食用。增加風能和水能，減少火能。
	綠豆	甜和澀	冷	甜	輕盈的，柔軟的。增加水能，減少風能和火能。
	紅扁豆	甜和澀	熱	甜	易於消化的，增加火能，減輕風能和水能。
	黃豆	甜和澀	冷	甜	沉重的，油性的，光滑的，通便的。增加風能和水能，減少火能。豆腐適合風能和火能，水能者可適量。

	名稱	拉沙 rasa	維爾亞 virya	維帕克 vipak	屬性，以及對三大生命能量的作用
蔬菜	甜菜根	甜	熱	甜	沉重，光滑的，緩解貧血。過量食用會增加火能和水能。減少風能。
	青花菜	甜和澀	涼	辣	粗糙的、乾燥的。增加風能，減少火能和水能。
	高麗菜	甜和澀	涼	辣	粗糙的、乾燥的。增加風能，減少火能和水能。
	胡蘿蔔	甜、苦和澀	涼	辣	沉重的。減少痔瘡的發生。過量食用會增加火能。減少風能和水能。
	花椰菜	澀	涼	辣	粗糙的、乾燥的。增加風能，減少火能和水能。
	芹菜	澀	涼	辣	粗糙的、乾燥的。輕盈的。易消化。容易產生氣體。增加風能，減輕火能和水能。
	黃瓜	甜和澀	涼	甜	沉重的。增加水能，減輕風能和火能。
	萵苣（葉菜）	澀	涼	辣	輕盈的、粗糙的，水分含量大。易於消化。讓身體輕盈。如過量食用易產生氣體。增加風能，減輕火能和水能。
	秋葵	甜和澀	涼	辣	粗糙的、黏滑的。適合風能、火能和水能。
	生洋蔥	辣	熱	辣	沉重的，刺激性慾和食慾。強健身體。外用可緩解發燒症狀。增加風能和火能，減輕水能。
	馬鈴薯（白色）	甜、鹹和澀	涼	甜	乾燥的、粗糙的、輕盈的。增加風能，減少火能和水能。

拉沙（rasa）、維爾亞（virya）、維帕克（vipak）
的屬性和作用（續三）

	名稱	拉沙 rasa	維爾亞 virya	維帕克 vipak	屬性，以及對三大生命能量 的作用
蔬菜	蘿蔔	辣	熱	辣	緩解脹氣。促進消化。可增加火能，減少風能和水能。
	菠菜	澀	涼	辣	粗糙的、乾燥的。增加風能和火能，減少水能。
	芽菜 （總體）	略澀	涼	甜	清淡易消化。如果過量食用，可能加劇風能。有益於火能和水能。
	番茄	甜和酸	熱	酸	輕盈的、濕潤的。增加風能、火能和水能。
	櫛瓜	甜和澀	涼	辣	濕的、沉重的。會增加水能，風能者可以適量。減輕火能。
水果	蘋果	甜和澀	涼	甜	輕盈的、粗糙的。增加風能，減少火能。水能者可少量食用。
	香蕉	甜和澀	涼	酸	光滑的，沉重的。過量食用易導致腹瀉。增加火能和水能，減少風能。
	椰子	甜	涼	甜	油性的，光滑的，強健身體。過量食用會增加水能。減少風能和火能。
	無花果 （熟的）	甜和澀	涼	甜	沉重的，有營養的。延遲消化。增加水能，減少風能和火能。
	紫葡萄	甜、酸和澀	涼	甜	光滑的，水分多的，強健身體，易引起腹瀉。增加水能，減少風能和火能。
	瓜類 （總體）	甜	涼	甜	沉重的、含水量大。增加水能，減輕風能和火能。西瓜增加風能。

	名稱	拉沙 rasa	維爾亞 virya	維帕克 vipak	屬性，以及對三大生命能量的作用
水果	柳橙	甜和酸	熱	甜	沉重的，增加食慾。難以消化。增加火能和水能，減少風能。
	桃子	甜和澀	熱	甜	沉重的、含水量大。增加火能和水能，減少風能。
	梨子	甜和澀	涼	甜	沉重的、乾的、粗糙的。增加風能，減少火能和水能。
	甜李子	甜和澀	熱	甜	沉重的、含水量大。增加火能和水能，減少風能。
	石榴	甜、酸和澀	涼	甜	光滑的、油性的。刺激消化。有助於貧血時形成紅血球。增加風能，減少火能和水能。
香草和香料	大茴香	辣	熱	辣	輕盈的、促進消化。解毒劑。增加火能，減少風能和水能。
	黑胡椒	辣	熱	辣	輕盈的、乾燥的、粗糙的。促進消化。增加火能，刺激風能，減輕水能。
	小豆蔻	甜和辣	熱	甜	促進消化。對心臟有益。改善口氣。若過量食用可能刺激火能。減輕風能和水能。
	芹菜籽	辣	熱	辣	輕盈的、緩解噁心。增加火能，減少風能和水能。
	肉桂	甜、苦和辣	熱	甜	緩解口渴，刺激唾液分泌。緩解口乾。刺激水能，減少風能和火能。
	丁香	辣	熱	辣	促進消化。改善食物的口感和風味。增加火能，減少風能和水能。

拉沙（rasa）、維爾亞（virya）、維帕克（vipak）的屬性和作用（續四）

	名稱	拉沙 rasa	維爾亞 virya	維帕克 vipak	屬性，以及對三大生命量 的作用
香草和香料	芫荽籽	辣和澀	涼	甜	油性的、乾的，輕盈的。消除小便灼燒感。促進吸收。增加風能和水能，減少火能。
	孜然	苦、辣和澀	熱	辣	輕盈的、油性的、光滑的。促進消化。緩解腹瀉。刺激火能，減少風能和水能。
	葫蘆巴籽	苦和澀	熱	辣	乾燥的。對改善發燒和關節炎有幫助。如過量食用會增加風能和火能。減少水能。
	大蒜	辣	熱	辣	油性的、光滑的、沉重的，抗風濕。有助於改善咳嗽和消除體內寄生蟲。增加火能，減少風能和水能。
	薑粉	辣	熱	甜	輕盈的、乾的、粗糙的。促進消化。解毒劑。若過量食用會增加火能。減少風能和水能。
	芥菜籽	辣	熱	辣	油性的、輕盈的、強烈的。緩解肌肉疼痛。增加火能，減少風能和水能。
	番紅花	甜和澀	冷	甜	光滑的。緩解痔瘡。減少嘔吐。有助於停止咳血。增加風能和水能，減輕火能。
	鹽 （總體）	鹹	熱	甜	沉重的、粗糙的。促進消化。引起水滯留和高血壓。增加火能和水能，減少風能。
	芝麻籽	甜、苦和澀	熱	辣	沉重的、油性的、光滑的。強健身體。增加火能和水能，減少風能。
	薑黃	苦、辣和澀	熱	辣	有助於改善糖尿病。促進消化。如過量食用會增加風能和火能。減少水能。

	名稱	拉沙 rasa	維爾亞 virya	維帕克 vipak	屬性，以及對三大生命能量的作用
穀物	大麥	甜和澀	冷	甜	輕盈的、利尿劑。增加風能，減少火能和水能。
	印度香米	甜	冷	甜	輕盈的、柔軟的、光滑的、有營養。減少風能和火能，水能者可少量食用。
	糙米	甜	熱	甜	沉重的，增加火能和水能，減少風能。
	蕎麥	甜和澀	熱	甜	輕盈的，乾燥的。增加風能和火能，減少水能。
	黃玉米	甜	熱	甜	輕盈和乾燥的。增加風能和火能，減少水能。
	小米	甜	熱	甜	輕盈和乾燥的。增加風能和火能，減少水能。
	乾燕麥	甜	熱	甜	沉重的，乾燥的。乾燕麥增加風能和火能，減少水能。煮過的燕麥增加水能，減少風能和火能。
	黑麥	甜和澀	熱	甜	輕盈的，乾燥的。增加風能和火能，減少水能。
	小麥	甜	涼	甜	沉重的。增加水能，減少風能和火能。
	白米（精製）	甜	涼	甜	輕盈的、柔軟的、光滑的。幾乎沒有營養價值。水能者可少量食用。減少風能和火能。

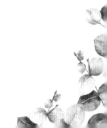

拉沙（rasa）、維爾亞（virya）、維帕克（vipak）的屬性和作用（續五）

	名稱	拉沙 rasa	維爾亞 virya	維帕克 vipak	屬性，以及對三大生命能量的作用
堅果和種子	扁桃仁	甜	熱	甜	沉重的、油性的。增加火能和水能，減少風能。興奮劑，催情劑，回春劑。
	腰果	甜	熱	甜	沉重的、油性的。增加火能和水能，減少風能。催情劑。
	花生	甜和澀	熱	甜	沉重的、油性的。增加火能和水能，風能者可適量食用。
	南瓜子	甜、苦和澀	熱	辣	沉重的、乾的。可殺寄生蟲和寄生菌。增加火能和水能，減少風能。
	葵花子	甜和澀	熱	甜	沉重的，油性。略增加火能和水能，減少風能。
	核桃	甜和澀	熱	甜	沉重的、乾燥的。增加火能和水能，減少風能。

說明：食物對三大生命能量的影響是長期的（見 105 頁的「三大基本體質的飲食指南」），而拉沙、維爾亞和維帕克的屬性和作用，對三大生命能量的影響是短期的。

生活起居原則

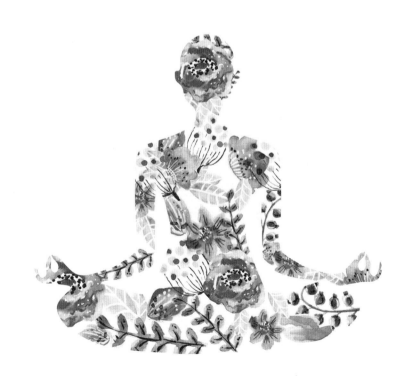

　　據阿育吠陀的觀點，起居規律對身體健康有非常重要的作用。日常生活要根據個人體質來進行調節。最好建立每日養生法來規範日常行為，例如早上起床的時間、淨化身體的時間和靜坐冥想的時間。

　　清晨，最好是日出之前，起床，排泄廢物，清潔牙齒和口腔。接下來，我們應觀察一下舌頭、眼睛、鼻子和喉嚨，之後對它們進行清潔。透過查看舌頭，可能檢查出相應器官發生的病理變化。查看之後，喝一杯溫水，有助於清潔腎臟和大腸。用銀刮刀清潔舌頭。這個過程能夠按摩舌頭，以及與舌頭不同區域相對應的內臟器官。

　　然後，應該用油按摩身體，再進行沐浴。這會使人精神飽滿和充分醒覺。沐浴後，穿上舒適的衣服進行運動和靜坐冥想。在日常保健中，呼吸練習也很重要。運動後，舒舒服服地仰臥，伸展四肢，做腹式呼吸。

　　運動和靜坐冥想後，再吃早餐。午餐應該在中午前享用，如果可能，在日落前吃晚餐。最好在晚上十點前就寢。

　　遵循體內和外部環境的能量流動，以此來保健養生。為了從你的日常起居規律中獲得最大的益處，要隨時保持對能量流動的覺察。

　　依據個人體質，在日常生活中可以增加其他的項目，例如，建議風能體質的人在晚上用油來按摩。

　　某些睡眠習慣是明智的，因為人體左側是女性或月球能量，右側是男性或太陽能量，用哪一側來睡眠和呼吸，對體質和體內能量的平衡有重要的影響。

　　如果睡眠時總是左側臥，就會抑制月球能量，增加太陽能量。太陽能量增加可能會在體內產生火能。所以，火能體質的人應該朝右側睡。朝左側睡眠，會抑制月球能量，開放太陽能量，推薦風能體質和水能體質的人，採用這種姿勢睡眠。

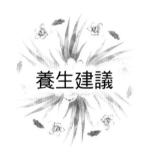

養生建議

 起居規律

♦ 在日出前醒來。

♦ 醒後排尿、排便。

♦ 每天沐浴，使身體清爽。

♦ 早晨或晚上練習十二次調息法，使大腦和身體清爽。

♦ 不要在上午 8 點以後吃早餐。

♦ 飯前飯後要洗手。

♦ 飯後刷牙。

♦ 飯後過 15 分鐘，去散散步。

♦ 對食物有覺知，吃飯時保持靜默。

♦ 細嚼慢嚥。

♦ 每天用手指沾芝麻油，按摩牙齦。

♦ 每週斷食一天，有助於減少體內毒質。

♦ 晚上 10 點前睡覺。

 飲食和消化

♦ 一茶匙磨碎的鮮薑加少許鹽，有助於增進食慾。

♦ 喝優格飲料拉昔（lassi），加入少許薑或孜然粉以促進消化。

♦ 米飯裡加一茶匙酥油，可以促進消化。

♦ 睡前喝一杯加薑的溫熱鮮牛奶，可滋養身體，也可以平靜心緒。

♦ 暴飲暴食不健康。

♦ 飯前和飯後立刻喝水，會影響消化。

♦ 長時間斷食是不健康的。

♦ 過量喝水會導致肥胖。

♦ 過量攝入冷飲會降低抵抗力，並產生過多的黏液。

♦ 用銅製容器裝水或將銅硬幣放入水中，這種水對肝臟和脾臟有益。

♦ 午飯後小睡一會兒，會增加水能和體重。

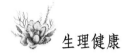 **生理健康**

- 可能的話,每天黎明時凝視太陽光線 5 分鐘,來提高視力。

- 早晚各凝視穩定的火焰 10 分鐘,可以提高視力。

- 不要壓抑身體的自然衝動,即:排便、排尿、咳嗽、打噴嚏、打哈欠、打嗝和放屁。

- 發燒時,不要吃東西,採取薑茶斷食。

- 在睡覺前,用生芝麻油按摩腳底,能讓人的睡眠平靜、安穩。

- 用油按摩頭部,可平靜心緒,促進睡眠的舒適。

- 用油按摩可促進循環,減輕過多的風能。

- 不要俯臥睡眠。

- 躺著看書會損傷視力。

- 口臭可能代表便祕、消化不良、口腔不潔和結腸有毒質。

- 體味代表系統內有毒質。

- 做 15 分鐘的仰臥(攤屍式,shavasana)能平靜心緒,放鬆身體。

- 洗頭後立即吹乾,預防出現鼻竇問題。

- 用力擤鼻子,可能對耳朵、眼睛和鼻子造成傷害。

- 不停地摳鼻子和撓肛門,是有寄生蟲的跡象。

- 留長指甲可能不衛生。

- 使關節發出聲音,可能傷害身體(會導致風能紊亂)。

- 反覆手淫可能對身體有害(會導致風能紊亂)。

- 經期的性行為對身體有害(會導致風能紊亂)。

♦ 性行為後，飲用加入生腰果和粗糖的熱牛奶，可以增強體力，和
保持性能量。

♦ 口交和肛交不衛生（會導致風能紊亂）。

♦ 飯後立即進行性行為，對身體有害。

♦ 經期時，避免瑜伽和跑步這類體力活動。

 心理健康

♦ 恐懼和緊張會耗散能量，加劇風能。

♦ 占有慾、貪婪和依戀，會加劇水能。

♦ 憂慮、擔心，會使心臟變虛弱。

♦ 仇恨和憤怒會在身體內產生毒質，加劇火能。

♦ 説話過多會耗散能量，加劇風能。

時間與人體能量

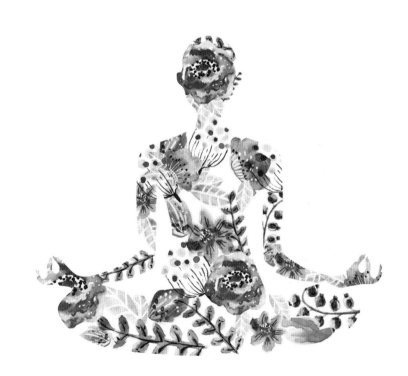

時間和物質一樣，是可以測量的。時間是流動的，測量時間的單位是：秒、分鐘、小時、天、週、月和年。一天中也有時間劃分：早晨、中午、下午、晚上、午夜和黎明，一年分為四季。

就像時間一樣，身體體液（bodily humors）也在不停流動。三大生命能量的流動，與時間的流動或流逝之間有明確的關聯。體內這三種體液的增加或減少，與時間的循環有關。清晨，從日出到 10 點，是水能時間。此時水能體液占主導地位，人會感到精力充沛，清新、清爽，也會稍感沉重。上午，水能時段會慢慢進入火能時段。從上午 10 點到下午 2 點，是火能分泌和饑餓感增強的時段。人會感到饑餓、輕盈和發熱。從下午 2 點到日落是風能時段，人會感到有活力、輕盈和靈活。傍晚 6 點到晚上 10 點左右，又是水能時間，此時空氣涼爽、惰性強、能量低。之後，從晚上 10 點到清晨 2 點，是火能最高的時段，這時會消化食物。日出前的清晨又是風能時段。因為風能產生運動，所以人們醒來，排泄廢物。

應該在早上 7 點至 8 點之間吃早餐。火能和風能體質的人應吃早餐；但在水能時段進食會增加體內的水能，因此水能體質的人不應該吃早餐。吃午餐的最佳時間是在火能時段開始時，即上午的 10 點至 11 點之間。

最好在白天吃飯，因為太陽是人類最親密的朋友。晚上吃得很晚，會完全改變身體的化學成分；睡眠會被干擾，人會做噩夢，所以一覺醒來，會覺得沒有好好休息。如果晚餐是在 6 點鐘吃的，到 9 點時，胃就空了，睡眠就會很香甜。如果改變吃飯的時間，每頓

飯都與三大生命能量變化的節奏保持一致，個人的生活方式就會出現驚人的變化。

不僅每天的時間，每年的季節也與三大生命能量的運轉相關。秋季是 9 至 11 月，樹葉紛紛落下，颶風，溫度開始降低。每年的這個時候，風能占主導地位。冬季從 12 月持續至隔年 2 月，是多雲、下雪和寒冷的季節。這種天氣會增加水能，此時，感冒、鼻塞、咳嗽、支氣管炎和咽喉炎盛行。

春季是從 3 月至 5 月，連接著冬季和夏季。早春時，水能加劇；晚春時，火能加劇。在早春時，冬季積累的水能會液化，並慢慢變乾燥。晚春的熱會增加體內火能的熱，導致火能疾病的產生，如夏季腹瀉、眼睛灼痛、曬傷、蕁麻疹、皮疹、皮炎和燒灼足。

由此可見，時間和季節的變化，會導致身體體液（風能、火能和水能）的變化。覺察並意識到這些變化，有助於自身與體外環境中的能量流動保持一致。

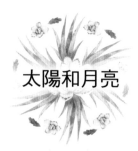

太陽和月亮

時間的概念，不僅包含時鐘和日曆的計量，也包含月亮的相位和太陽能量的流動。所有這些變化都與身體體液有關。太陽與人類的意識和覺知有關，月亮與心有關，這些造成了情感和心理的變化。月亮是掌管水的女神，對應水能。月亮的屬性是：涼、白、慢和密度大。這些也是水能的屬性。在滿月時，水能在體內加劇，外部環境的水元素會受到激發，此時，海水膨脹，形成漲潮，致使所有生命形態的水過剩。患有水能型哮喘病或水能型癲癇病的人，在滿月時發病次數會增多。女性在滿月時，痛經會更嚴重。

新月時，太陽能量變強。太陽的能量與火能相關，患有火能型癲癇病的人，在新月期間發病次數會增多。

三大生命能量曼陀羅示意圖

季節 & 時間

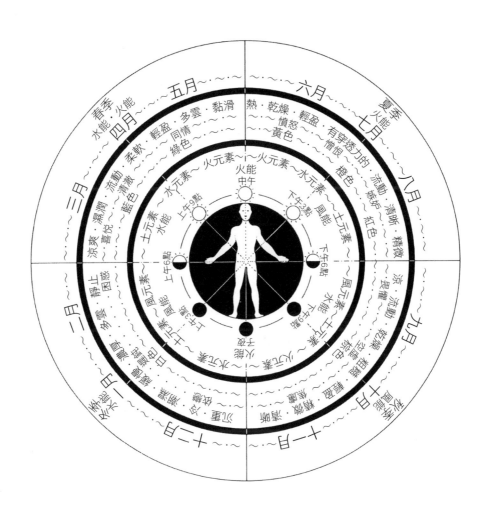

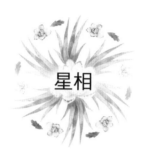

星相

　　時間也與行星運動相關。行星與身體各器官密切相關。因為行星對人們的心、身體和意識能產生強大的影響，因此，時間的所有概念中，星相對人類神經系統的影響最為明顯。

　　每顆行星都與特定的身體組織相關。火星這顆紅色星球，與血液和肝臟相關。肝臟是膽汁的所在，具有火的特性（火能），而火星能影響肝臟的功能，並引起肝臟紊亂。另外，火星還能引起其他火能類疾病，諸如血液中毒質增多，以及蕁麻疹和痤瘡。消化性潰瘍和潰瘍性結腸炎也會因火星的影響而加重。

　　土星也是具有深厚影響力的強大行星，它的能量會引起諸如肌肉萎縮和消瘦等。金星能夠引起精液、前列腺、睪丸和卵巢的紊亂。水星掌控著邏輯和推理能力，並且會引起這類的紊亂。

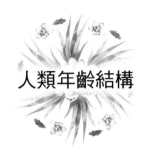

人類年齡結構

時間不僅支配著斗轉星移，也主導著人類的生命週期。個體生命中的時間運轉，是與風能—火能—水能的循環相連的。阿育吠陀認為，在人的一生中，有三大重要里程碑，即童年、成年和老年。

童年屬於水能階段，兒童易患各種水能類疾病，如肺部堵塞（肺淤血）、咳嗽、感冒以及黏液分泌。嬰兒唯一的食物是母乳或牛奶，而母乳或牛奶會加劇水能。水能階段從出生開始，直到年滿 16 歲。

成年是從 16 歲到 50 歲。這個時期是火能階段，人會充滿活力。火能類疾病是這個階段的常見疾病。

老年是風能階段，老年期的疾病也包括風能類的，諸如：顫抖、消瘦、氣喘、關節炎、記憶衰退以及皺紋。

12

延長壽命的養生法

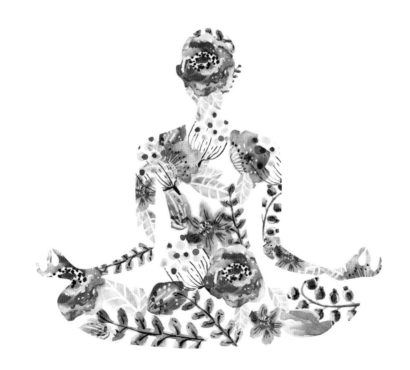

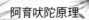

從生命的開始到結束，身體都不斷地與老化過程做抗爭。人體各組織和器官在細胞層面不斷損壞，造成身體的退化和衰敗，因此，人們應該在細胞層面進行活力煥新。

對於細胞的健康以及個人的長壽，三大生命能量具有重要的作用，人體是由億萬個細胞構成的，每種生命能量對於支持每個細胞的功能都有著重要作用。水能在細胞層面維持長壽，火能負責消化和營養，風能與生命氣息普拉納緊密相關，負責生命體所有功能。

就更深層次而言，抗衰老必須平衡體內的三大精微本質（subtle essences）：即普拉納、活力素（ojas）和神采之光（tejas）這三者的功能，在更精微的創造層面上，分別與風能、水能和火能的功能相呼應。透過合理膳食、適當運動和良好的生活習慣，維持上述三種精微本質之間的平衡，可以確保長壽。

普拉納的功能

普拉納是進行呼吸、氧化和循環的生命能量，同時也負責所有行動和感覺功能。這種重要的生命氣息能點燃體內核心的阿格尼。身體的本能智慧（natural intelligence），也是經由普拉納自然呈現的，例如，如果一個孩子缺鐵或缺鈣，負責身體本能智慧的普拉納，會引導這個孩子吃土，因為土中含有這些礦物質。

普拉納的位置在頭部，負責大腦的全部高級活動。心、記憶、思維及情感等功能都受到普拉納的控制，心臟的生理功能也受普拉納控制，普拉納從心臟出發進入血液後，控制所有組織和重要器官

的氧化。

　　普拉納還控制另外兩種精微本質——神采之光和活力素的生物功能。懷孕期間，胎兒的肚臍是普拉納進入子宮和胎兒身體的主要入口。普拉納調節胎兒體內活力素的循環。因此，對於所有人類，即便是未出生的胎兒，普拉納的紊亂都會導致神采之光和活力素的失衡，反之亦然。

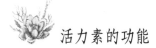 活力素的功能

　　活力素是七大身體組織的精華，是控制荷爾蒙平衡的生命能量。生命能量超微元素：舒克若拉塔（shukralartav），是所有組織的精華，位於心臟。活力素是重要的生命能量，在普拉納的協作下控制各項生命功能。活力素包含五大基本元素和人體組織的全部生命物質，負責人體的天然免疫系統和心智。

　　因為活力素和水能相關，所以加劇的水能會取代活力素，反之亦然。被取代的活力素，會引起與水能相關的紊亂：糖尿病、骨關節疏鬆和四肢麻木。如果活力素減少，會引起與風能相關的反應，如恐懼、全身無力、無法感知、意識喪失及死亡。平衡的活力素，是強健的生命力和免疫力必備的。

　　酥油有助於增強活力素。母乳能夠提升兒童體內的活力素，所以母乳餵養非常重要，可以使孩子的生命力強健。

　　在懷孕的第八個月，活力素會從母體傳輸給胎兒。因此，如果在活力素完成轉移前，胎兒早產，孩子會難以存活。這一現象代表

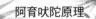

了活力素在維持生命機能中的重要性。正如活力素在生命之初是必要的，活力素對於長壽也非常必要。

在心理層面，活力素對應慈悲、愛、和平與創造力。透過調息法、靈性修習和密法技巧，習練者可將活力素轉化成靈性力量。這個強大的靈性能量可成就頂輪的光環。擁有強大活力素的人極具魅力，雙目潤澤，笑容自然平靜，充滿靈性的力量和能量。靈性訓練和禁慾可以提升這些品質。過度沉迷於性和自慰的人，會在情慾高潮的時候耗散活力素能量，造成的結果是活力素微弱並直接影響免疫系統，因此這樣的人易患身心疾病。參見附錄 C 食譜的「杏仁茶」。

 ## 神采之光的功能

神采之光是一種非常精微的火之精華，它經由酶系統控制新陳代謝。阿格尼是人體核心的火，能促進食物的消化、吸收和同化。而將食物的營養進一步轉化為精微組織，是透過精微層的阿格尼來負責，也就是神采之光。神采之光對每一層組織的營養供給和轉化，都很必要。每一種組織都有自己的神采之光（或稱組織阿格尼〔dhatu-agni〕）。神采之光主要負責精微組織的生理機能。

當神采之光增加時，會燒盡活力素，使免疫力下降，並且會過度刺激普拉納的活動。普拉納過度增加，就會引起組織的退化性紊亂。如果缺乏神采之光，就會過量產生不健康的組織，造成腫瘤生長，阻礙普拉納能量的流動。

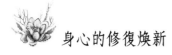 ## 身心的修復煥新

不合理的膳食、不良的生活習慣以及濫用藥物，都會引起神采之光的失衡。熱性、刺激性和滲透性的物質，能直接增強神采之光。

正如健康的基礎是確保三大生命能量、組織和三種廢物（身體排泄物）之間的平衡，普拉納、活力素和神采之光之間的平衡，對於長壽也很重要。要達到這樣的平衡，阿育吠陀傳授的修復煥新過程是最有效的。

生理、心理和靈性這三個層面都要修復煥新。在展開生理修復計畫前，首先要清潔身體。正如骯髒的布無法染上顏色一樣，身體要先從內部清潔，修復才能對人體有益。修復煥新的口服草藥，會流經胃、小腸和大腸，然後進入血液，所有這些生理通道都必須潔淨，草藥才能達到身體深層組織，而修復煥新正是從人體深層組織開始的。

這種身體淨化需要經過「帕奇卡瑪」排毒療法才能完成，分別為：催吐、催瀉、藥物灌腸、鼻腔給藥和血液淨化（各種療法的詳細介紹，請見第七章）。胃是水能的所在，要透過催吐療法進行清潔；小腸是火能所在，要用催瀉療法清潔；大腸是風能的所在，要透過藥物灌腸療法清潔；而心和意識則是透過鼻腔給藥療法進行清潔。淨化血液時，放血是必要的，透過這種療法淨化後的血液，其血漿可以將草藥的修復煥新營養，送達深層組織。

心理的修復煥新，與心緒的平靜有關。一顆寧靜、平和、穩定的心，有助於長壽。因此，人們必須學會「見證」所有心理活動、

想法和情緒，保持與體驗分離，提升心理的平靜。阿育吠陀建議獨處，避開世間的事物和社交。但這個方法對於大部分人不切實際。因此，阿育吠陀提供另一種可使心理修復煥新的建議，練習者要學習身處世間，卻不捲入（屬於）世間。透過這種方式，觀察自己的執著，並瞭解其中哪些事造成了壓力。沒有執著和壓力的生活，才是最幸福、最健康、最平和的生活，才能成就自然的長壽。

禁慾和靈性訓練有利於修復煥新，瑜伽練習也是。這些訓練使靈性得到提升，並用健康的方式改變生活，進而幫助活力的恢復。

現代醫學已經發展出，在身體停止與情緒和心靈連接之後，仍然可以維持身體機能的科技，儘管阿育吠陀贊成盡可能地延續生命，但它也認為個體的生命是有業力（karmic）限制的。阿育吠陀既尊重生與死，也尊重生死之間的密切關聯，阿育吠陀宣導人們平靜地面對死亡。阿育吠陀認為死亡是人類的朋友。身體會死亡，但是個體意識（靈魂）不會消亡，這便是永恆。

要獲得自由，自律是必要的。阿育吠陀的自律基礎是注意飲食和平衡的生活方式。透過瑜伽、調息法和密法等傳統訓練，可得到身心靈的自律和自由。

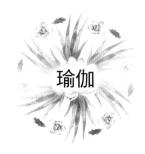

瑜伽

　　阿育吠陀認為，瑜伽的習練是一種生命的靈性科學，也是確保健康非常重要的自然預防措施。阿育吠陀和瑜伽是姐妹學科。在印度，傳統上通常是先學習阿育吠陀，再練習瑜伽，因為阿育吠陀是關於身體的科學，只有身體健康了，才適合學習瑜伽的靈性科學。

　　瑜伽之父帕坦迦利（Patanjali）描述，瑜伽練習是保持健康、快樂和長壽非常有效的方法。帕坦迦利敘述了瑜伽的八個分支和瑜伽練習，包括：神經系統的自然調節、戒律、清潔、體位法、專注、冥想、覺知的喚醒，和完美均衡的狀態。

　　瑜伽可讓人達到靜謐的自然狀態，也就是均衡。因此，瑜伽練習既有預防作用，也有治療意義。瑜伽練習有助於形成自然秩序，平衡神經激素和新陳代謝、改善內分泌代謝，形成抵禦壓力的堡壘。瑜伽練習對於改善壓力以及與壓力相關的疾病（如高血壓、糖尿病、哮喘和肥胖），有顯著的效果。

　　瑜伽是與終極存在合一的科學；阿育吠陀則是日常生活的科學。瑜伽習練者進入特定體位並遵從某些戒律（disciplnes）時，他們會開啟並移動那些一直積聚在能量中心且停滯的能量。當能量停滯淤塞時，就會造成各種疾病。當瑜伽習練者正處於身心和意識的淨化階

段時，那些致病毒質會被釋放出來，他們可能會出現暫時性的身體不適和心理障礙。若瑜伽習練者採用阿育吠陀診療方法，即可有效解決這些不適和障礙。

　　阿育吠陀指出了各種體質適合的瑜伽類型。（後文標示出適合不同體質和特定疾病的體位法）。例如，火能體質者做頭倒立式不可超過一分鐘。如果超過一分鐘，將導致精神錯亂。同樣地，風能體質者不宜長時間做肩倒立，因為肩倒立會對極敏感的第七頸椎施加太多重力，而且風能體質者骨骼結構脆弱，容易導致脊柱錯位。被壓抑的憤怒會讓頸椎向右移，而被壓抑的恐懼會讓頸椎向左移。水能體質者不宜在伏蓮式（hidden lotus）停留過久，因為這個體位法會直接對腎上腺造成壓力。

三大體質適合的瑜伽體位法

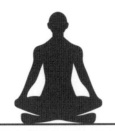

所有體位法都應配合
安靜深長的呼吸

適合風能體質者的瑜伽體位法

❶ 風能型哮喘：後彎式、犁式、鎖腿式（膝到胸）、攤屍式

❷ 背痛：鎖腿式（膝到胸）、犁式、半輪式、後彎式

❸ 便祕：後彎式、瑜伽身印式、鎖腿式（膝到胸）、肩倒立式、攤屍式。在練習這些體位法時，腹部應向內收。

❹ 憂鬱症：瑜伽身印式、犁式、攤屍式、棕櫚樹式、蓮花式

❺ 坐骨神經痛：鎖腿式（膝到胸）、後彎式、犁式、瑜伽身印式、半輪式

❻ 性功能低下：後彎式、犁式、肩倒立式、上升蓮花式

❼ 靜脈曲張：頭倒立式、後彎式、攤屍式

❽ 皺紋：瑜伽身印式、後彎式、頭倒立式、犁式

❾ 類風濕性關節炎：半輪式、弓式、犁式、頭倒立式、後彎式

❿ 頭痛：犁式、瑜伽身印式、頭倒立式

⓫ 失眠：攤屍式、眼鏡蛇式、後彎式

⓬ 月經紊亂：犁式、眼鏡蛇式、半輪式、瑜伽身印式

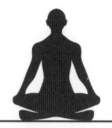

所有體位法都應配合
安靜深長的呼吸

適合火能體質者的瑜伽體位法

❶ 胃潰瘍：伏蓮式、清涼調息法（捲舌從口中吸氣）

❷ 甲狀腺機能亢進：肩倒立式、耳碰膝式

❸ 吸收障礙：鎖腿式（膝到胸）、魚式、蝗蟲式

❹ 高血壓：肩倒立式、眼鏡蛇式、半弓式、安靜的呼吸

❺ 憤怒或憎恨：半弓式、肩倒立式、伏蓮式、攤屍式

❻ 偏頭痛：清涼調息法、肩倒立式、魚式

❼ 結腸炎：魚式、耳碰膝式、船式、弓式

❽ 肝功能紊亂：魚式、肩倒立式、耳碰膝式、伏蓮式

❾ 痔瘡：魚式、肩倒立式、弓式

❿ 口腔炎（舌頭炎症）：清涼調息法

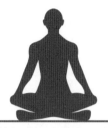

所有體位法都應配合
安靜深長的呼吸

適合水能體質者的瑜伽體位法

❶ 支氣管炎：頭倒立式、犁式、前屈式、後彎式、半輪式、魚式

❷ 肺氣腫：半輪式、肩倒立式

❸ 鼻塞：魚式、船式、犁式、弓式、風箱式調息法

❹ 竇性頭痛：獅子式、雙腿背部伸展（頭碰膝）、魚式

❺ 糖尿病：船式、魚式、半輪式、後彎式、前屈式

❻ 慢性腸胃疾病：魚式、蝗蟲式、眼鏡蛇式

❼ 喉嚨痛：獅子式、肩倒立式、蝗蟲式、魚式

❽ 哮喘：半輪式、弓式、船式、肩倒立式、棕櫚樹式、魚式、眼鏡蛇式

瑜伽體位法

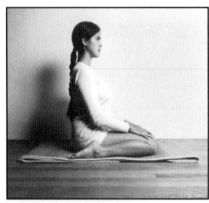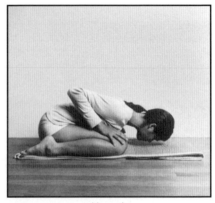

♦ 前屈式 ♦

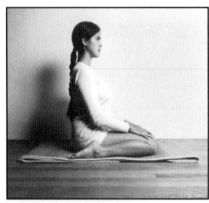
第1步

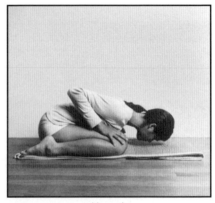
第2步

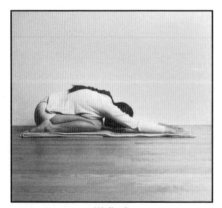
變化式

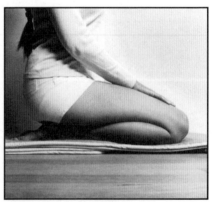
細節

瑜伽體位法

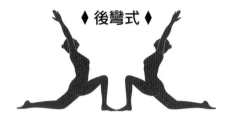

♦ 後彎式 ♦

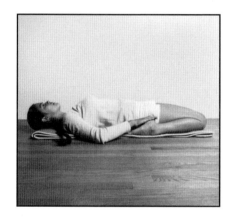

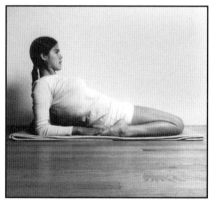

簡易版

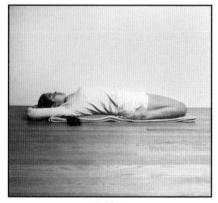

高難度

瑜伽體位法

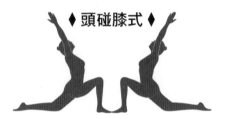

◆ 頭碰膝式 ◆

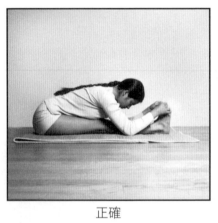

正確

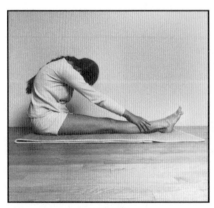

不正確

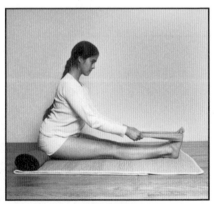

借助輔具

瑜伽體位法

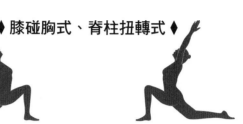

◆ 膝碰胸式、脊柱扭轉式 ◆

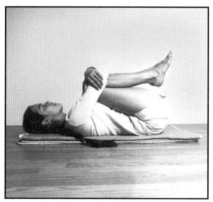

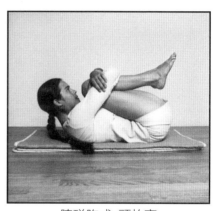

膝碰胸式 不抬頭   膝碰胸式 頭抬高

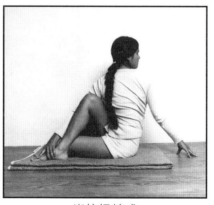

脊柱扭轉式

瑜伽體位法

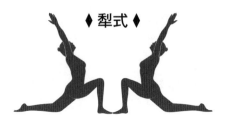

◆ 犁式 ◆

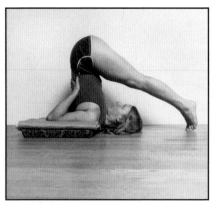

正確

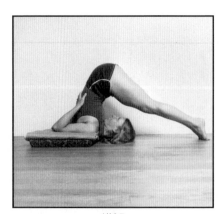

錯誤

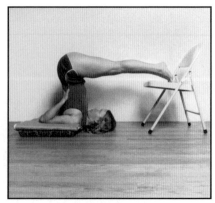

借助輔具

瑜伽體位法

◆ 船式、耳碰膝式、半輪式 ◆

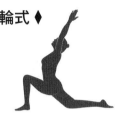

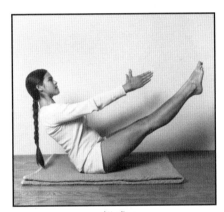

船式

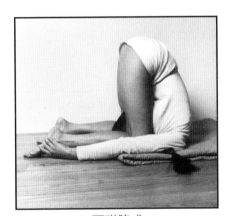

耳碰膝式

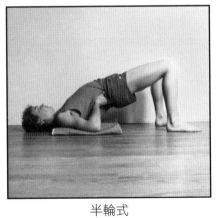

半輪式

瑜伽體位法

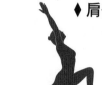 **♦ 肩倒立式、頭倒立式 ♦**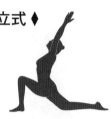

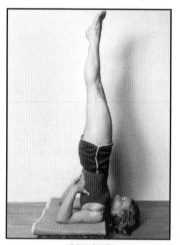

肩倒立式

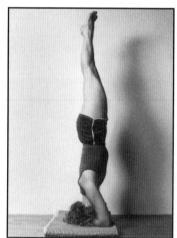

頭倒立式

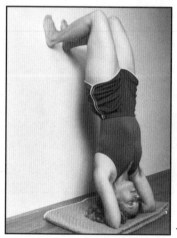

◀頭倒立式 借助輔具

瑜伽體位法

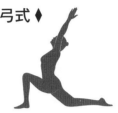

♦ 蝗蟲式、眼鏡蛇式、弓式、半弓式 ♦

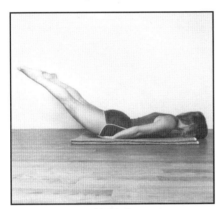

蝗蟲式

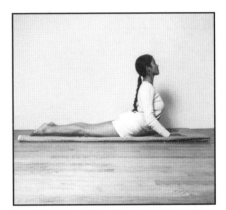

眼鏡蛇式

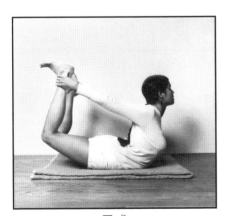

弓式

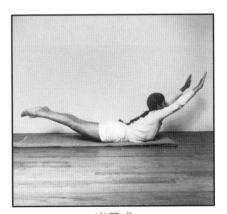

半弓式

瑜伽體位法

 ◆ 魚式、瑜伽身印式 ◆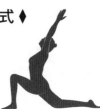

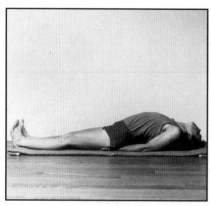

魚式

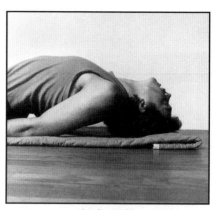

魚式 細節

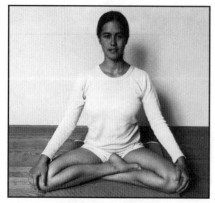

瑜伽身印式 第1步

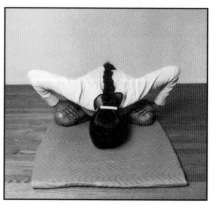

瑜伽身印式 第2步

瑜伽體位法

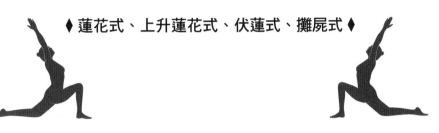

♦ 蓮花式、上升蓮花式、伏蓮式、攤屍式 ♦

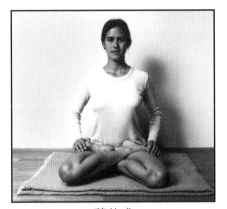

蓮花式

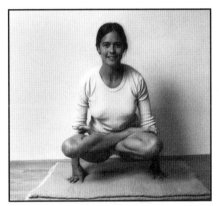

上升蓮花式

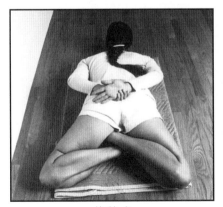

伏蓮式

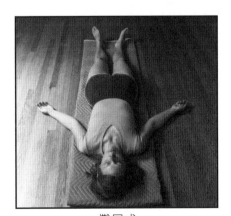

攤屍式

瑜伽體位法

◆ 清涼調息、獅子式、棕櫚樹式 ◆

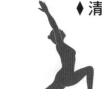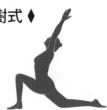

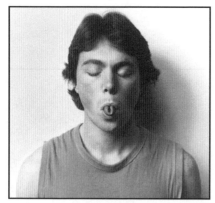

清涼調息

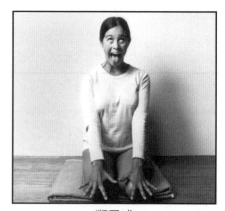

獅子式

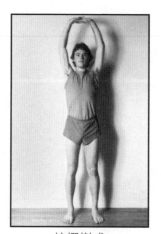

棕櫚樹式

風能、火能、水能紊亂的對治體位法

風能
產生運動的體液

火能
產生熱的體液

水能
產生構造的體液

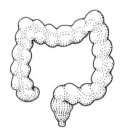

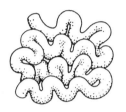

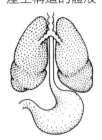

風能位置	火能位置	水能位置
結腸、骨盆腔	小腸	胸部、胃
風能	**火能**	**水能**
乾燥、輕、冷、精微、粗糙、運動的、清晰	油性、銳利、熱、輕、聞起來酸、液態、流動	冷、油性、重、慢、穩、光滑、固體

平衡生命能量紊亂的體位法詳解

風能	火能	水能
壓力在骨盆和結腸部位的體位法。練習此類體位法時，呼吸要緩慢、均勻、無聲。練習冥想體位法時，把壓力放在下腹部，並使身體沉向地面。練習平衡體位法時增加專注力，讓普拉納更柔順精細。	影響肚臍區域，增加胃火效能和促進消化的體位法。促進肝臟、脾、小腸和增強胃火阿格尼的體位法。	作用於胸部、胃、頭部區域的體位法。將能量帶到水能的位置。強度大的體位法會增加柔韌度，減少脂肪和水能。
蓮花式、後彎式、雙腿背部伸展（頭碰膝式）、犁式、蝗蟲式、攤屍式、眼鏡蛇式、鎖腿式（膝碰胸式）、頭倒立式	伏蓮式、耳碰膝式、弓式、魚式、肩倒立式、半輪式、清涼調息	脊柱扭轉式、船式、獅子式、雙腿背部伸展（頭碰膝式）、棕櫚樹式、半輪式

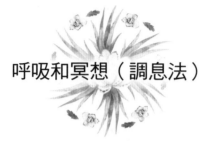

呼吸和冥想（調息法）

呼吸練習叫做調息法（pranayama），是一種能為意識帶來卓越平衡的瑜伽療癒技巧。在練習調息法時，練習者體驗到純粹的存在，領悟到平和與愛的真諦。調息法有諸多療癒益處，還能提升創造力，為生活帶來喜悅和至福。

正如瑜伽體位法一樣，也有不同類型的調息法。阿育吠陀說明了不同體質的人適合哪種調息練習。火能體質的人應該做左鼻道呼吸。在練習時，從左鼻道吸氣，再從右鼻道呼氣，並使用大拇指和中指，來關閉和打開交替的鼻道。這個練習透過增加陰性能量，在身體中創造出清涼的效果。

水能體質的人應該採取右鼻道呼吸，從右鼻道吸氣，再從左鼻道呼氣。這個練習透過激發陽性能量，在身體中創造出溫熱的效果。

風能體質的人應該採取左右鼻道交替呼吸的調息法。由於風能是一種活躍的力量，交替鼻道呼吸會帶來平衡。

肥胖者應練習「火的呼吸」。（譯注：這裡「火的呼吸」應指聖光調息，需在有經驗的老師指導下練習。）練習時，採取舒適的坐姿，深吸氣後快速有力地透過鼻道呼氣。吸氣會在每一次呼氣後自然發生。這個練習有助於代謝脂肪。進行時，應該練習一分鐘，休

息一分鐘，再做下一分鐘的練習。一共練習五分鐘。這個練習相當於跑步兩英里。

體重超重的練習者進行這種呼吸練習時，會開始出汗、變渴，然後可能想喝冷飲。但在這種情況下，應避免喝冷飲，因為冷飲會增加體內脂肪的堆積。

調息法可以清潔肺、心臟和其他器官，並淨化氣脈（nadi）；氣脈是體內的生命氣能量流。調息法是需要謹慎、系統性練習的，否則可能會給那些脆弱的器官造成紊亂。如果能正確練習調息法，可以治癒疾病。如果練習不當，將會引發疾病。若沒有具經驗的人來指導，讀者不應該自行開始調息法的練習；指導者應具備調息法這種瑜伽療癒體系方面的經驗。

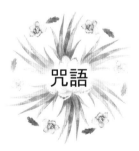

咒語

Mantram（單數形式，以下稱「梵咒」）是一個梵文詞彙，是承載特定語音振動和能量的詞或片語。特定神聖的梵文詞語承載巨大的能量，只要按規則唱誦，就會釋放這種能量。

誦讀梵咒時，首先應以大家都能聽到的聲音大聲誦讀。梵咒的振動層層滲透入心，最後練習者可能會保持在靜默之中，只有超音

波的聲音在體內迴響。誦讀梵咒具有巨大的療癒能量，可幫助練習者達到身心靈的平衡。就像身體需要按照體質選擇食物一樣，梵咒的目的和作用，是為了滋養個體靈魂。

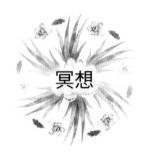

冥想

　　冥想能給生命帶來覺知、和諧及自然秩序，冥想能喚醒智性，讓生活更加幸福、平和、具創造性。創造性智慧的覺醒來自冥想的恩賜。讓我們一起分享一個簡單的冥想方法：

　　選擇一個空閒的時間（盡可能在清晨），安靜地坐下，允許你的雙眼去觀察周圍的環境，允許你的雙耳去接受周圍的聲音，放鬆肌肉，用一段時間觀察這個外在的世界後，閉上雙眼，帶領你的覺知從外向內。

　　覺察你的念頭、欲望和情緒的變化，在意識之岸觀察思維之河的流動。請勿停止、改變或判斷你的體驗。透過這個內在的觀察，你就是在清理干擾，並將開始經歷根本性的轉變。由於流暢的覺知在增加，你將開始享受更多的放鬆感，能量的儲藏室將在你體內打開，這些都是冥想練習的恩賜。

　　另一種冥想方法也能帶給你益處。安靜地坐下，觀察你的呼吸。

呼吸是普拉納的移動，而普拉納是生命力和生命能量，分為吸氣和呼氣。吸氣時清涼，而呼氣時溫熱，呼和吸在一起，創造出自然的生物律動。

透過呼吸，你將覺知到宇宙之聲的振動。這個宇宙之聲是無聲之聲 AUM。它有兩種顯現：陽性和陰性。陽性能量顯現時是 Hum，陰性是 So。吸氣時，你將感受到宇宙之聲 So 的振動，呼氣時，你將感受到 Hum。

在 So-Hum 冥想中，個體意識與宇宙意識合而為一。聆聽呼吸的 So-Hum 和 Hum-So 之聲。這些振動的聲音能量與呼吸的生命能量是一體的。你的呼吸將變得安穩和自然，你將超越念頭、超越時空、超越因果。限制將會消失，你的意識將會自動清空，而在那清空的狀態中，意識將會擴展。

當個體意識融入宇宙意識，就會達到最高的均衡狀態，即三摩地（samadhi）。此時，和平與喜悅將會降臨。你的生命也將發生變化，日常生活將成為全新的體驗。生命將擁有冥想，因為冥想是生命的一部分，不能脫離生命。生命即是冥想，冥想即是生命。創造性的智性將開始在你的身心靈中運作，所有問題都將消融在這個嶄新擴展的覺知中。

冥想是實現和諧融洽的日常生活的必要條件。不過要記住，以上所描述的冥想益處，是堅定且規律練習的結果。

So-Hum 冥想

So（他）：宇宙意識
Hum（我）：個體意識

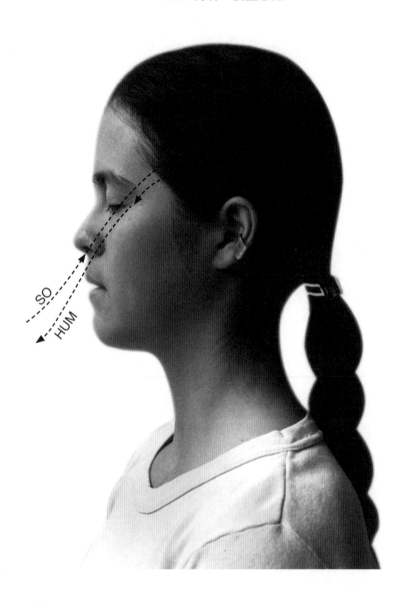

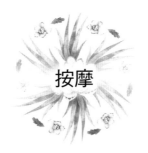

按摩

　　按摩是涉及能量在體內移動的治療。為了保持健康,以及達到風能、火能和水能三種體液的平衡,阿育吠陀推薦使用各種油進行按摩。按摩流程和油的種類取決於個人的體質。

　　對於風能加劇的人,阿育吠陀建議使用生芝麻油按摩,來安撫及平衡身體。以體毛紋理相反的方向按摩,可促進按摩油滲入毛囊。這是因為風能體質的人皮膚乾燥,毛囊是閉合的。對於火能體質的人,要使用葵花油或檀香油按摩,因為這兩種油都有冷的屬性。而對於水能體質的人,則可以使用玉米油或菖蒲油,或者按摩時不用油。

　　針對特定的疾病,需要採用特定的按摩手法。例如,對於血淤和循環不良者,按摩方向要朝向心臟。對於肌肉痙攣、肌肉緊張和肌肉痠痛者,則要順著肌肉纖維的方向按摩。對於水能紊亂者,要在早晨的水能時段按摩;對於風能紊亂者,則要在傍晚按摩;而對於火能紊亂者,要在下午按摩。另外,對水能體質的人要深度按摩才有效;對風能和火能體質的人,需要輕柔按摩。

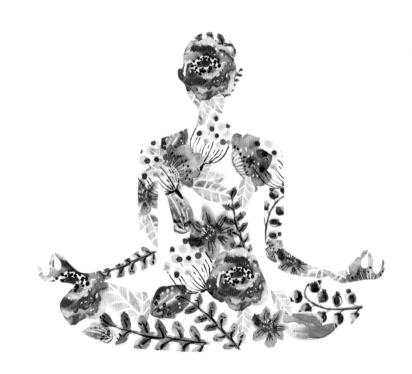

13

阿育吠陀藥理學

阿育吠陀藥理學是一門範圍極廣泛的科學，涉及了成千上萬種藥物，其中許多藥品都屬於草藥製劑。除了這些草藥，還有西方不熟悉的治療方法，例如使用金屬、寶石和色彩來進行療癒。

阿育吠陀經典文獻中記載，自然界中存在的各種物質，只要利用得當，都具有藥用價值。這些療法的目的，並非像西藥一樣通常用於抑制疾病，而是將體內的各種不平衡因素重新歸於和諧，進而從根源上消除病因。阿育吠陀療法的目的和作用，是杜絕疾病本身，而不只是消除疾病症狀。

阿育吠陀是非常實用的科學，與之相應的建議既簡單又有效。比如利用廚房就能找到的調味料，即可有效改善各種小毛病。至少有八成的疾病具有自限性（self-limiting），也就是說，有些疾病不需要你刻意做什麼，身體自身的機制最終會讓神經系統恢復到健康狀態。本章介紹了具體方法，幫助人們用自然的方式，實現體內與外部環境的平衡，進而促進健康。

當然，如果採取這些方法後，身體仍沒有好轉，就需要求醫就診。有時，毫不起眼的症狀，可能導致嚴重後果。

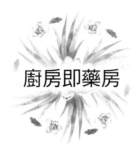

廚房即藥房

　　廚房可以成為你的家庭藥房，你可以利用廚房裡的資源製作藥劑，來療癒自己和家人。以下都是家用的常見天然素材。

紫花苜蓿

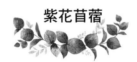

　　這種藥草味澀，略苦，具有抗風能和抗水能的特性，而且還能消炎，在清除大腸毒質方面十分有效。紫花苜蓿是一種天然的止痛藥，可用來改善坐骨神經痛等疾病。睡前，可以飲用紫花苜蓿茶，來改善關節炎、風濕病、結腸炎、潰瘍和貧血。

蘆薈

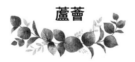

　　這是常見的草藥，隨處都可以找到。蘆薈是常見的肝臟滋補藥，而肝臟有助於消化和解毒。蘆薈具有抗風能、抗火能和抗水能的作用，不會加重任何體液，有助於平衡體內的風能、火能和水能。

　　新鮮的蘆薈膠對經期肌肉痙攣的女性有幫助。服用 1 ～ 2 茶匙蘆薈膠加少許黑胡椒，可緩解這種不適。日常滋補方法則是一天吃 3 次，

每次 2 茶匙蘆薈膠。蘆薈還是血液淨化劑，對肝臟、膽囊和胃都有益處。並且，蘆薈有助於改善潰瘍和結腸炎，可以發揮消炎作用。蘆薈還可以直接用於外眼瞼，改善結膜炎。

蘆薈可用於改善陰道炎或宮頸炎。在沖洗器中加入 2 湯匙蘆薈膠、1 夸脫（約 950 毫升）溫水，以及兩撮薑黃，隔一天灌洗一次，灌洗四天。這個配方對患處非常有效。

蘆薈具有清涼的特性，不會加劇水能，因為它有化痰作用。蘆薈可以緩解感冒、咳嗽和淤血，同時還具有溫和的通便功能。

蘆薈可外用改善燒傷、割傷和外傷，將蘆薈膠和薑黃一起使用，有助於傷口癒合。蘆薈也能局部用藥改善陰道皰疹。將 2 湯匙蘆薈膠和兩撮薑黃混合，每晚睡前敷於患處，連續使用一週，即可緩解皰疹症狀。

阿魏

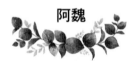

這種香料是從樹上提取的樹脂，是一種興奮劑。阿魏能緩解痙攣，也是很好的祛痰藥和天然瀉藥。

烹煮小扁豆時加一點阿魏，有助於消化。阿魏可激發阿格尼、去除毒質、緩解疼痛，還能消除大腸中的氣體。

如果耳朵痛，可將少許阿魏包裹在棉球裡，放進耳朵，它的氣味會緩解疼痛。

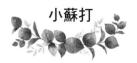

小蘇打

烹煮鷹嘴豆或黑豆時加入小蘇打，可使這兩種食物更加輕盈，並可使其熟得更快。小蘇打也是一種抗酸劑。一小撮小蘇打，加上 1 杯溫水和半顆檸檬的果汁，即可以解酸、除氣、緩解消化不良。洗澡水裡加入半杯小蘇打，可促進循環，讓皮膚柔軟。而且，小蘇打還能減輕皮膚感染、蕁麻疹、皮疹，保持皮膚健康衛生。

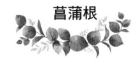

菖蒲根

菖蒲根是一種熱性的滲透性藥草，可用於祛痰。菖蒲根也是一種催吐劑。

菖蒲根有多種藥用價值。粉狀的菖蒲根可像鼻菸一樣吸入鼻子，緩解鼻竇阻塞、普通感冒或竇性頭痛。菖蒲根粉會讓人打噴嚏，進而清潔呼吸道。

阿育吠陀學說認為，菖蒲可以抗驚厥，也可在癲癇發作時使用。菖蒲作用於大腦高級功能和大腦組織，可幫助恢復意識，保持意識清晰。菖蒲根是最好的解毒劑，可解除大麻的副作用。大麻對肝臟和大腦細胞都有毒，但是，如果吸大麻時加入一小撮菖蒲根粉，菖蒲根粉可完全中和大麻的毒副作用。實際上，菖蒲根可中和所有迷幻劑的副作用。

如果要提高成長中孩子的智力，將一根金絲加熱，沿軸線插入菖蒲

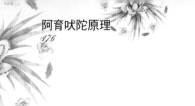

根中心，然後在糙石上磨成粉，再混入母乳中，給孩子餵 1/2 ～ 1 茶匙的量。這個方法還能保護孩子不會罹患水能類疾病。

菖蒲根還可用於提高記憶力。在 1/4 ～ 1/2 茶匙的蜂蜜中，加入一小撮菖蒲根粉，早晚服用。

如果飲用 2 ～ 3 杯菖蒲根茶，會引起嘔吐，可用於改善久咳和哮喘。菖蒲根也是支氣管擴張藥和緩解胸部充血藥。

菖蒲根藥油可用於鼻腔給藥，也可外用配合按摩來安撫風能和水能。用菖蒲根藥油來按摩，可放鬆肌肉的緊張痠痛，令人感覺輕鬆。另外，菖蒲根還可促進循環，為肌肉組織提供營養。

小豆蔻
（cardamom）

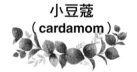

小豆蔻有香氣、具刺激性、涼爽，能燃起消化之火。小豆蔻可提神醒腦，也是心臟的興奮劑。

小豆蔻略澀，甜，辛辣。要少量使用，可撒少許在茶中或蔬菜上食用。

小豆蔻能夠強化心臟和肺部，也能緩解脹氣。小豆蔻可減輕疼痛，使心智清明，通暢呼吸，也能清新口氣。

蓖麻油

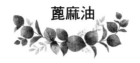

蓖麻油是一種瀉藥，給嬰兒使用也十分安全。（如果用於嬰兒治療，媽媽可將小指放入蓖麻油中蘸，然後讓嬰兒吸吮手指上的蓖麻油）。用於慢性便祕的狀況時，在薑茶中加入 1 湯匙蓖麻油飲用。這種藥可以解毒、排氣、緩解便祕。

因為蓖麻油有天然的鎮痛和緩瀉功效，也是一種改善風濕病的草藥。

蓖麻根茶可用於改善多種風能類疾病，如關節炎、坐骨神經痛、慢性背痛和肌肉痙攣。蓖麻根茶也可以改善充血、關節炎和炎症，以及痛風。

卡宴紅辣椒粉

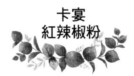

這是一種辛辣的調味品，也是一種家用藥草，可烹飪食用。卡宴紅辣椒粉可點燃消化之火，是一種很好的開胃品。卡宴紅辣椒粉不僅可以加速循環，增加排汗，還有助於清腸、殺死寄生蟲和寄生菌。另外，它還有利於改善感冒、咳嗽和淤血。

卡宴紅辣椒粉對大腸和汗腺具有清潔作用。把卡宴紅辣椒粉放入 00 號膠囊（譯注：00 號膠囊可裝 735 毫克的藥粉）後內服，一天服用 2～3 次，每次 2 粒，可分解血塊。卡宴紅辣椒粉可安撫風能和水能，但是對火能紊亂無效。卡宴紅辣椒粉有助於減少食物的沉重屬性，讓食物更輕盈、可口、易吸收。卡宴紅辣椒粉要和肉、小扁豆及乳酪一起食用。

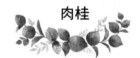

肉桂

這種草藥有香味，是具有抗菌提神性質的興奮劑，它的味道略微辛辣及澀。當它作用於體表時，比較熱辣。

肉桂是一種很好的解毒草藥，可以提神，為身體組織注入力量和能量。肉桂也有緩解疼痛的功效。肉桂可以安撫風能和水能，少量食用也可改善火能類小毛病。但如果過量食用，就會擾亂火能。

肉桂可以點燃阿格尼，促進消化，並且還有天然的清潔功效。肉桂還可以促進排汗。而且，肉桂有利於緩解感冒、淤血和咳嗽。將肉桂、小豆蔻、薑和丁香一起泡茶飲用，可以緩解咳嗽和淤血，並促進消化。這種茶要少量飲用，肉桂一次放一小撮即可。

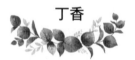

丁香

丁香也是一種芳香草本物質，性熱、辛辣、油性、刺激。因此，它會加劇火能，有助於控制風能和水能。

丁香可磨成粉後，和蔬菜、水果一起食用。丁香粉也能泡茶喝。將一小撮丁香粉加入薑茶中飲用，可減輕風能和水能

丁香是一種天然的止痛藥。丁香油可用於緩解牙痛。牙痛時，可用一小片棉花蘸上丁香油，然後放到齲齒上。

丁香可以緩解咳嗽、淤血、感冒和鼻竇問題。在沸水中加入幾滴丁

香油，吸入水霧，有緩解充血的功效，還能緩解鼻塞和淤血。

將一粒丁香加冰糖一起嚼，可緩解乾咳（這裡建議使用冰糖，因為丁香是熱性的，會讓舌頭有灼燒感，和冰糖一起食用，就不會加劇火能）。

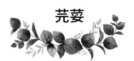

芫荽

芫荽有兩種，一種為新鮮的植物葉子，被稱為芫荽葉，另一種是種子，即芫荽籽。芫荽芳香、刺激，可促進消化。芫荽也有涼性。芫荽還是天然的利尿劑，如果排尿時有灼熱感，可吃一些芫荽。這時，可用開水沖泡芫荽籽，溶出其精華後，再用篩子濾掉芫荽籽。飲用這種芫荽茶可增加尿液的鹼性。芫荽可緩解脹氣、消化不良、噁心和嘔吐。

新鮮芫荽汁可以安撫火能，用於皮疹、蕁麻疹和皮炎。將芫荽搗爛後敷在皮膚上，可以緩解灼熱感。芫荽也有助於血液淨化。

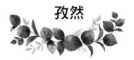

孜然

孜然具有芳香，味略苦辛辣。孜然有利於消化，可以改善食物味道，有助於消化液的分泌。

烤過的孜然粉可有效應用於腸道紊亂，如腹瀉或痢疾。欲改善此類問題時，可將一小撮孜然粉加入剛做好的優格中食用（見附錄 C 食

譜）。

孜然還可緩解腹部疼痛和絞痛。對於火能和水能紊亂類疾病也非常有用。

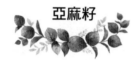

亞麻籽

亞麻籽的功效包括：通便、化痰、化瘀。如果有這些狀況，推薦飲用亞麻籽茶。每晚一杯亞麻籽茶，清晨便可輕鬆排便。亞麻籽茶還有助於使黏液透過糞便排出。

這種簡單的家用草藥還能緩解便祕、腫脹和腹部不適。亞麻籽可帶來活力，還能夠緩解哮喘和久咳。

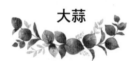

大蒜

大蒜含油，具有芳香性、熱性，味苦、辛辣。大蒜可安撫加劇的風能以及緩解脹氣，還有利於消化和吸收。大蒜也是一種恢復活力的好藥。

許多宗教人士認為，大蒜屬於「變性」（抑制靈性成長），修行人士不應該食用。大蒜的確可以激發性能量，所以不建議禁慾者食用。

除了精神上的禁忌之外，大蒜對風能紊亂極為有效。因為大蒜有溫熱效用，所以在雨季和冬季非常有用。大蒜還可以緩解關節疼痛。但是因大蒜具有熱性和辛辣性，對於火能體質的人並無好處。

這種草藥抗風濕，可以用於乾咳或化痰，對於竇性頭痛或耳朵刺痛也非常有效。在用於耳部疾病時，取 3～4 滴蒜油滴入耳內，或在晚上將蒜油滴滿耳朵，塞上棉花，次日，疼痛即可改善。

大蒜還能緩解牙痛。如果牙齒敏感或牙齦萎縮，可用蒜油進行按摩。

新鮮大蒜可用於烹飪，使食物更加美味、易吸收，還能點燃阿格尼。新鮮大蒜可安撫風能和水能。

酥油

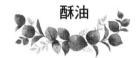

酥油是用無鹽奶油製作的（見附錄 C 食譜）。酥油是一種極佳的開胃食品，能夠點燃阿格尼並加強食物的風味。酥油可以助消化，因為它可促進消化液的分泌。酥油還有助於提高智力、理解力、記憶力和生命精華能量（活力素）。如果與熱牛奶同飲，還可緩解便祕。與其他草藥一起使用時，可將它們的藥性輸送到相關的身體組織。酥油加甘草、菖蒲根或雷公根，是廣泛使用的阿育吠陀藥方。詳見附錄 C 食譜。

酥油可消除慢性發燒、貧血和血液紊亂，也有利於解毒。酥油不像其他油，它不會增高膽固醇，具有抗風能、火能和水能的特性，這樣就有利於平衡三大生命能量。酥油可促進傷口的癒合、緩解消化性潰瘍和結腸炎。一般情況下，酥油對眼睛、鼻子和皮膚皆有益。

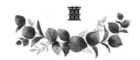

薑

乾薑和鮮薑均可使用。這兩種形態的薑都具有芳香性和辛辣性。鮮薑是興奮劑，也是驅風劑。鮮薑包含的水分較多，功效更溫和。薑粉的功效更強勁，具有更強的滲透性。

鮮薑茶對於風能和火能體質的人有益。乾薑濃度更高，更強勁，有利於水能體質的人。薑可以促進排汗、點燃阿格尼、解毒，促進食物的消化、吸收和同化。薑可以緩解咽喉炎、普通感冒、淤血和鼻竇問題。薑粉可與溫水加蜂蜜一同飲用。

鮮薑與少量大蒜一同磨碎食用，可以改善阿格尼偏低的情況，可點燃阿格尼，進而恢復食慾。在半茶匙鮮薑末中加入少許鹽，是特別好的開胃菜。

薑是解決水能過強的最佳家用藥，如咳嗽、流鼻涕、淤血和喉部充血時。

如果要緩解頭痛，用半茶匙薑粉加入水中攪拌成薑泥，加熱後敷於額頭。薑泥可能引起輕微的灼燒感，但是不會燒傷皮膚，而且能夠緩解頭痛。

薑還可以在做飯時當作香料使用，尤其在寒冷的天氣裡特別管用。薑能讓食物變得輕盈好消化，還有助於清潔腸道，並使腸道蠕動得到有益的改善。

薑也能外用，改善關節和肌肉疼痛。透過釋放停滯的能量、促進循

環來緩解疼痛。

如果身體疼痛時，建議進行薑浴。把研磨過的薑放在一塊布中並綁在熱水龍頭下，讓熱水從薑上流過。薑水可以緩解疼痛，還有提神放鬆的功效。

雷公根
（gotu kola）

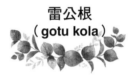

雷公根的葉子看起來像兩個腦半球。雷公根對腦組織具有作用。對於開發記憶力和智力，極為有效。雷公根會刺激腦組織，進而擴展理解力和領悟力。

雷公根可舒緩壓力，平靜心緒。在梵文中，雷公根也叫作梵天（Brahmi，意為宇宙意識）。這種草藥有利於大腦左右半球間的能量流動。

雷公根也是一種化瘀藥，可以用於緩解鼻竇問題。如果要清除黏液，需要使用雷公根粉，取 1/4 茶匙的雷公根粉和蜂蜜一起早晚食用。

雷公根最根本的作用是在心和更高的意識。雷公根還可做茶飲，每晚睡前一杯，可促進深度睡眠，醒來時安詳平靜，精神飽滿。

蜂蜜

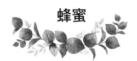

蜂蜜會產生熱，因此可用於減少風能和水能。蜂蜜味甜且澀。蜂蜜可促進體內外潰瘍的癒合。和酥油一樣，蜂蜜可將草藥的藥性輸送

給相關的身體組織，所以可以用於多種物質的媒介。蜂蜜是一種極佳的血液淨化劑，也有益於眼睛和牙齒。蜂蜜可以減輕感冒、咳嗽和淤血。用於外傷時，有助於傷口的癒合。

將蜂蜜加入水中飲用，可以為人體提供能量，有助於清洗腎臟。適量飲用，可以減少脂肪。蜂蜜不能加熱，加熱會改變它的屬性，使其與人體不相合。加熱後的蜂蜜會堵塞消化道並產生毒質。

甘草

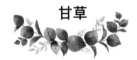

甘草味甜，並略帶澀味，是一種天然的祛痰劑。甘草可清潔口腔、促進唾液分泌、增加胃腸道中的分泌液。咀嚼甘草枝，可清潔口腔和牙齒、預防蛀牙。甘草還具有殺菌作用。

甘草可緩解咳嗽、感冒和淤血。用於這些目的時，需要泡茶飲用，有助於祛痰。

甘草也是一種催吐劑。2～3杯甘草濃茶會引起噁心和嘔吐，進而有助於排除胃裡堆積的多餘黏液，黏液過多可能引起胸悶。

對於胃潰瘍和胃炎，甘草也是非常有效的解藥。要改善這些小病，可用1茶匙或更少量的甘草粉泡茶飲用。

甘草可用於製作藥油，或者和酥油一起做成藥內服。這種藥可用於改善糖尿病、支氣管炎、感冒和反覆發作的哮喘。（見附錄C食譜的甘草酥油配製）。

甘草酥油可外用於傷口。將甘草酥油塗在感染或未癒合的傷口上，

可幫助傷口癒合。定期定量（每天半茶匙）服用甘草酥油，可減輕胃潰瘍的炎症。

對於膽囊的炎症，甘草也是非常有效的解藥。飯後飲用甘草茶，有助於消化和緩解便祕。

芥末

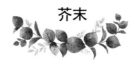

芥末非常辛辣、刺激、熱，具有滲透性、油性。芥末籽是一種家用香料，可點燃阿格尼和解毒。但是，芥末必須謹慎使用，因為它可能加劇火能。

芥末有止痛藥的功效，可減輕肌肉疼痛。它也是一種祛風藥，能夠化瘀。

芥末粉加水做的藥膏，不能直接敷在皮膚上，否則可能起水皰。敷芥末泥的時候，應該先在皮膚上放一塊布，再把芥末泥敷在布上，用以緩解關節疼痛或胸部疼痛。

芥末也可用作藥浴，來緩解肌肉痙攣。將芥末籽放在一小塊布裡並綁好，再放進熱水中，然後把手和腳浸泡在水裡，就可緩解關節疼痛或肌肉痠痛。芥末籽加入水中，能夠放鬆肌肉。

芥末可用於烹飪和油煎。在平底鍋中倒入芝麻油並加熱，油熱後，放入兩小撮芥末籽和洋蔥、大蒜及蔬菜適當煎炒。將蔬菜的水分炒出後，會更容易消化。芥末可用於腹脹、消化不良及其所引起的不適。

肉豆蔻

（nutmeg）

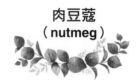

這種草藥具有芳香性和刺激性，可用於改善茶和牛奶的味道。如果與牛奶一同飲用，可滋補心臟和大腦。肉豆蔻還可用於改善性功能低下、小便失禁、全身無力、腹瀉、脹氣和腹部隱隱作痛。食慾不振和肝脾紊亂時，食用肉豆蔻也有改善效果。

肉豆蔻是一種舒緩藥，可引導人自然入眠，進而有利於改善失眠。因肉豆蔻作用強烈，所以要慎用，只能用於成年人，每次只能用一小撮。

肉豆蔻非常有益於風能和水能體質的人，火能體質的人則要少量使用。

洋蔥

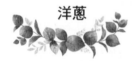

洋蔥具有強烈的刺激性、辛辣性和芳香性。洋蔥口服時，有熱效，身體也會發熱。洋蔥的氣味中含有二烯丙基二硫，會刺激眼睛，可能引起流涕和流淚。洋蔥會刺激感官，如果有人感覺眩暈，可以切開洋蔥，吸入洋蔥氣味即可得到緩解。洋蔥有助於消化，並激發性能量。而且，洋蔥屬於變性食物，不建議持色戒（禁慾）的靈性修練者食用。

煮熟的洋蔥味甜，刺激性更小，如果把洋蔥敷在皮膚的膿包上，膿

包會破開。將新鮮洋蔥磨碎，用布包好，放在額頭或腹部，可緩解高燒和由此導致的抽搐。

將洋蔥用鼻孔吸入，或做成滴眼劑，可緩解急性癲癇發作。洋蔥有助於降低膽固醇，也是良好的心臟滋補藥，可降低心率。取半杯鮮洋蔥汁，加入 2 茶匙蜂蜜後內服，可改善哮喘、咳嗽、痙攣、噁心和嘔吐。洋蔥還能消除腸道寄生蟲。將洋蔥磨碎，加入半茶匙薑黃和半茶匙咖哩粉，敷於關節疼痛處，可使症狀緩解。

黑胡椒

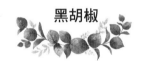

這種香料具有辛辣性、熱性和刺激性，能點燃阿格尼。黑胡椒可以促進消化液的分泌和改善食物的味道，也可以緩解便祕、乾性痔瘡、脹氣和食慾不振。黑胡椒也可以加入少許蜂蜜中食用，用來去除大腸中的寄生蟲。乾胡椒只能磨碎了才可使用。

黑胡椒有利於緩解腫脹。欲改善蕁麻疹時，可用一小撮胡椒粉加酥油外用。黑胡椒性熱、辛辣，但是和酥油混合後，可改善火能類的紊亂狀況，例如皮炎和蕁麻疹。

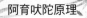

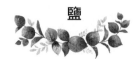

鹽

很多人只是用海鹽來提味。其實海鹽還有藥用價值。鹽含有水元素，是大海的副產品。鹽含有水元素和火元素，所以會加劇火能和水能。烹調時只應使用少量的鹽。

鹽可以緩解脹氣和腹部腫大，還可以清潔口腔、刺激消化道的分泌並促進消化。

將鹽放入平底鍋中加熱後，放進布袋裡，然後外敷，可用於緩解腫脹。鹽是一種天然的止痛藥，可外敷於疼痛部位。鹽還有利於排濕：將幾滴濃鹽水滴入鼻子中，可清潔水能並緩解鼻塞。

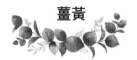

薑黃

這種草藥有芳香性、刺激性，具有多種有益功效。薑黃味苦，略微辛辣。它是很好的血液淨化劑，可做為滋補藥，有助於化瘀和促進消化。對於咳嗽和哮喘等呼吸疾病，薑黃具有緩解功效。而且，薑黃具有抗關節炎的功效，可以用作天然的抗菌劑。

將薑黃加入高蛋白食物中，會促進消化和預防脹氣。它也可以有效的維護大腸菌群。

用薑黃漱口，可緩解扁桃腺炎症和喉嚨充血，將兩小撮薑黃和兩小撮鹽放入一杯熱水中混合，用以漱口，即可達到上述功效。

薑黃也具有抗炎特性。對於擦傷、淤傷或創傷性水腫，可局部敷用薑黃泥。取半茶匙薑黃加一小撮鹽混合，敷於患處，疼痛、腫脹和炎症即可很快得到緩解。

在糖尿病的改善方面，薑黃也很有用。每餐飯後服用 4～5 個 00 號膠囊的薑黃，有助於將血糖降至正常水準。

皺葉酸模
（yellow dock）

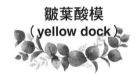

這種草藥是美國的知名特產，具有抗火能的特性。這是一種瀉藥，可以淨化血液，也可抗炎。所以，它可用於緩解關節炎和疼痛、壓痛和紅腫。如果將皺葉酸模當作茶飲，可有效緩解皮炎、出血性痔瘡，以及頸部、背部和腋窩的疹子。

皺葉酸模具有抗毒性，可以淨化血液，安撫火能。皺葉酸模的根可外用，改善潰瘍、皮膚感染和癒合不佳的擦傷。

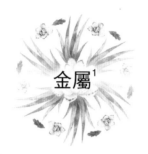

金屬[1]

　　除了將香草用作藥物，阿育吠陀也利用金屬、寶石和石頭的療癒特性。阿育吠陀學說認為，萬物被賦予了宇宙意識的能量。所有形態的物質都只是這種能量的簡單外化。生命氣息普拉納，源自這種宇宙意識能量，它是所有物質的本質。所以，金屬、石頭和寶石都屬於能量特定形式的外在表現，這些物質是生命氣的能量儲備所，可以從中提取用於療癒的能量。印度古代的先知經由冥想發現了這些能量的療癒功效。

　　透過運用寶石和金屬，可抵消對身體、心和意識正常功能的不良影響。讓它們作用於皮膚時，可減少身體細胞和深層組織上的電磁作用。比如，你戴了銀鉛合金的臂環，就可能避免患上肝病。

　　身體的健康取決於宇宙的影響，以及個人的精神和心理狀況。就像房子需要安裝銅棒防雷擊一樣，人體也需要用寶石和金屬來防止大氣中的電磁輻射。純金屬可發出一種星狀光芒，能夠有力對抗來自各行星的負能量。

　　所有金屬都含有巨大的療癒能量。水銀、金、銀、銅、鐵、鉛和錫等重金屬都可用於治療。但是，即使是純金屬，也可能不純淨，會損害腎、肝、脾和心臟等重要器官。所以，阿育吠陀規定了淨化

這些重金屬的方法。金屬要加熱,還要用油、牛尿、牛奶、酥油、酪乳或變酸的穀物粥來處理。這種古老的方法比單純的化學處理的淨化程度更精微,讓身體組織既能接受金屬的作用,又沒有任何毒性的影響。下面具體介紹一些金屬的益處。

銅

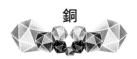

銅可減少過多的水能和脂肪。對於肝臟、脾和淋巴系統,銅是一種很好的補藥,尤其對容易增重、水分滯留或有淋巴回流障礙的人特別有用。銅還有利於改善貧血。

欲改善肥胖和肝脾疾病,可取銅幣在石灰水中清洗,然後放進 1 夸脫(約 950 毫升)水中,煮至剩下一半的水量。每天飲用這種銅水,一天 3 次,每次 2 茶匙,連續喝一個月。手腕上戴銅手鐲也有幫助。

❶ 提醒:過量使用書中所列的金屬,會產生潛在的毒性。金屬應該在正規的阿育吠陀醫生的指導下使用。

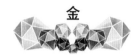

金

金是一種有效的神經補藥，可提高記憶力和智力、強健心肌和提高耐力。金對歇斯底里、癲癇、心臟病發作、肺和脾虛弱，皆有好處。

純金經過火燒，會變成灰。金的能量可以透過使用含金的藥水加以利用。如果需要配置金藥水，取一個不帶石頭的黃金飾品加兩杯水煮沸，煮至只剩一半的水量。這個過程中，金的電子能量會進入水中。每天飲用這種金水2～3次，每次1茶匙，可增強心臟力量，使微弱的脈搏變得更有力。另外，它還能提高記憶力、智力和理解力，喚醒覺知。

金具有熱性，所以火能體質的人在使用時要謹慎。有些人對金不耐受，在使用金的時候可能會出疹子。

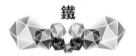

鐵

鐵對骨髓、骨骼組織、紅血球、肝臟和脾都有益處，可增加紅血球的產生，所以鐵灰可用於改善貧血。鐵可有效改善肝臟或脾臟腫大。鐵還可增強肌肉和神經組織，也具有使身體煥發活力的特性。

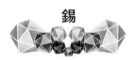

錫

錫是一種天然的返老還童元素。純錫的灰可用於改善糖尿病、淋病、梅毒、哮喘、呼吸道感染、貧血、皮膚病、肺病和淋巴回流障礙。

鉛

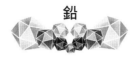

鉛是改善皮膚疾病的特效藥，也可用於改善白帶、陰道分泌物、腫脹、淋病和梅毒。

水銀

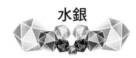

水銀是強有力的重金屬，可以啟動酶系統、轉化及更新組織。印度神話認為水銀是濕婆神的精液。水銀可激發智力、喚醒覺知。水銀絕對不可以單獨使用，通常和硫磺配合使用。某些藥草如果配合水銀和硫磺使用，功效可增加千萬倍。這兩種金屬可將藥草的作用輸送到身體的精微通道和組織中。

銀

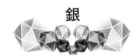

銀是另一種非常重要的療癒性金屬，具有冷卻降溫的特性，有利於處理過多的火能。銀可提升力量和耐力，也可用於改善風能類的小毛病，但是水能體質的人需謹慎使用。銀有益於緩解消瘦、慢性發熱、燒後虛弱、胃灼熱、腸部炎症、膽囊亢進和月經血崩等症狀。銀灰在緩解心臟炎症和肝脾疾病方面非常有效。

可按照製作金水的方法來製作銀水。飲用以銀器皿加熱的牛奶，也可增加力量和耐力。

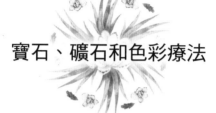

寶石、礦石和色彩療法

　　與金屬相似，寶石、礦石和色彩也帶有療癒性能量的振動。佩戴寶石和礦石製作的飾物，比如戒指或項鍊，佩戴者體內相應的療癒能量會被啟動。或者喝浸泡過寶石一整晚的水，也有同樣的作用。寶石可以放置在鹽水中浸泡兩天獲得淨化。寶石透過積極和消極的能量振動，以吸收和釋放能量。寶石可啟動身體的能量中心，並以這種方式來提升佩戴者的覺受能力。

　　以下是有益於不同出生月份的生辰石，以及常見的寶石和礦石的特性及用途。

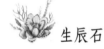 生辰石

♦ 一月——石榴石　　♦ 五月——瑪瑙　　♦ 九月——月光石

♦ 二月——紫水晶　　♦ 六月——珍珠　　♦ 十月——貓眼石

♦ 三月——雞血石　　♦ 七月——紅寶石　　♦ 十一月——黃玉

♦ 四月——鑽石　　♦ 八月——藍寶石　　♦ 十二月——紅寶石

寶石的用途

♦ 身體的療癒，情感的癒合 ·················紫水晶、雞血石、珍珠

♦ 體驗能量的精微影響 ·····················鑽石、青金石、紅寶石

♦ 提升創造力 ···························雞血石、珍珠

♦ 開發超自然能力 ···············lapis linqui（類青金石）

♦ 提升接受能力 ·························瑪瑙、綠寶石

♦ 提供能量保護 ·············綠寶石、lapis linqui（類青金石）

♦ 預防感冒 ·····························碳鋼

♦ 抵禦憤怒 ·························珍珠、貓眼石

瑪瑙

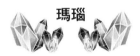

瑪瑙的顏色為煙色，可以幫助兒童克服恐懼，並更早學會走路並保持平衡。瑪瑙可促進靈性覺醒，有利於安撫水能。瑪瑙含有空元素、風元素和火元素。瑪瑙應鑲在金項鍊上，戴在頸部。

紫水晶

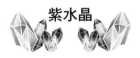

紫水晶為紫色、藍色或紫羅蘭色，含有空元素和水元素，能為人帶來尊嚴、愛、慈悲和希望，有利於控制性情。紫水晶對解決風能及火能的不平衡有所助益。紫水晶應鑲在金項鍊上，戴在頸部。

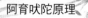

綠寶石

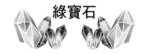

綠寶石為黃色、綠色或藍色，含有火元素和空元素。它會激發過多的火能，但是可以安撫過多的風能和水能。綠寶石可以提高智力、力量、社會地位和威望，也能提高藝術和音樂品味。綠寶石可鑲在銀項鍊上，戴在頸部，或鑲在銀戒指上，戴在左手無名指。

雞血石

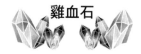

雞血石是一種石英石，裡面含有水滴狀紅色。雞血石有利於檢查內出血，也是最好的血液淨化劑。雞血石可促進兒童的靈性培養，對肝脾疾病和貧血均有益處。雞血石含有火元素和水元素。雞血石可做成金項鍊，戴在靠近心臟的位置。

鑽石

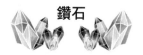

鑽石為白色、藍色或紅色，是一種非常珍貴的寶石。鑽石的能量可為心臟、大腦和深層組織帶來精微的振動。紅鑽石具有熱烈的能量，會刺激火能。藍鑽石具有冷卻的能量，可以平靜火能、激發水能。無色鑽石激發風能和水能，安撫火能。阿育吠陀認為，鑽石可用作心臟補品。這時，應將鑽石在水中泡一晚，第二天喝掉這杯水。

鑽石是使人恢復活力的最佳寶石。鑽石可以帶給人成功、富裕、靈

性的成長，有利於建立緊密的人際關係，因此這種寶石在傳統上與婚姻相關。鑽石含有空元素、風元素、火元素、水元素和土元素。鑽石應鑲在金戒指上，戴在右手無名指。需注意的是，品質差的鑽石對身體會有負面影響。

石榴石

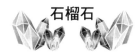

石榴石是一種碳酸鹽物質，有多種顏色，包括：紅色、棕色、黑色、綠色、黃色和白色。紅色、黃色和棕色的石榴石有治癒作用，有益於安撫風能和水能。白色和綠色的石榴石具有冷靜的作用，有益於火能。紅色石榴石含有火元素和土元素，綠色石榴石含有火元素和風元素，白色石榴石含有水元素。石榴石可鑲在金墜子上，風能和水能體質的人可戴在頸部，如果是火能體質的人更適合將石榴石鑲在銀墜子上。

青金石
（lapis lazuli）

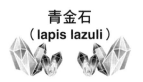

青金石為藍色、紫羅蘭色或綠色，可強健眼睛，用於改善各種眼部問題。它是天國的聖石，可以為身體、心和意識帶來力量，使佩戴者感受到更高的靈性振動。青金石含有火元素、空元素和水元素，對風能和水能有益。青金石應鑲在金項鍊上，戴在頸部。

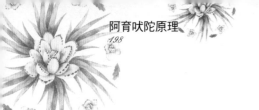

lapis linqui

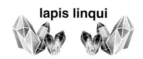

為藍色，具有和青金石相似的特性，有助於靜坐冥想，並可為佩戴者帶來好運。

月光石

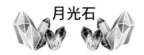

月光石為灰色或白色，月光石吸收月亮的能量，這可以從它與月球的物理相似性看出來。月光石可以使心平靜，它包含冷靜的能量，可以安撫火能。月光石含有水元素、空元素和風元素。它與人類的情感密切相關，也可影響身體裡的水。因此，在新月或滿月時，如果有情緒壓力並感到不安，要在右手無名指上戴月光石銀戒指。月光石可以安撫風能和火能紊亂，但是也能加劇水能。

貓眼石

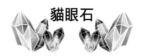

貓眼石為紅色、黃紅色或橙黃色。貓眼石有利於孩子的生長。它能夠提升仁愛和友誼。貓眼石是神的寶石，是愛與信任、慈悲與創造、增進人際關係的寶石。貓眼石含有水元素、火元素和空元素，對風能和水能有所裨益。貓眼石應鑲在金戒指上，戴在右手食指，或鑲在金項鍊上，戴在頸部。

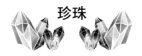

珍珠

珍珠為白色，是由珍珠之母（牡蠣）產生的有機物。珍珠含有水元素、風元素和土元素。珍珠含有碳酸鈣，有冷卻的功效，還具有平靜、癒合的能量。珍珠具有與火能相反的特性，還可淨化血液。如果是純淨的珍珠粉，可以內服，改善胃部疾病和腸道炎症。珍珠還可用於改善肝炎和膽結石。珍珠粉可有改善療膽汁嘔吐。

珍珠是一種止血藥，所以可用於改善牙齦出血、嘔血、咳血或痔瘡出血等疾病。

珍珠具有強化性，可提升活力和生命力。將珍珠製作成珍珠水，可發揮它的電能。將 4 ～ 5 顆小珍珠放在一杯水中，浸泡一晚，次日把珍珠水當作補品飲用。珍珠水可緩解眼睛的灼燒感和排尿的灼燒感，還具有天然抗酸劑的作用，並有助於緩解急性炎症。珍珠應鑲在銀戒指上，戴在右手無名指。

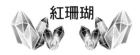

紅珊瑚

紅珊瑚是來自大海的寶石，吸收火星的能量。紅珊瑚含有碳酸鈣，有鎮靜火能的作用。紅珊瑚是一種血液淨化物質。將紅珊瑚戴在右手食指或無名指上，有助於控制憎恨、憤怒和嫉妒。紅珊瑚還含有水元素、土元素和火元素。

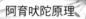

紅寶石

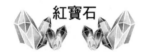

紅寶石為紅色，可以幫助人集中注意力，也可賦予人心理力量。紅寶石可使心臟更有力。它含有火元素、風元素和空元素。火能對紅寶石較為敏感，但是紅寶石對過多的風能和水能有益處。紅寶石可鑲在金戒指或銀戒指上，戴在左手的無名指。

藍寶石

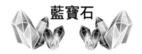

藍寶石為紫羅蘭色或紫色，對風能有中和作用。藍寶石可用於抵抗來自土星的負面作用，還有助於改善風濕、坐骨神經痛、神經性疼痛、癲癇、歇斯底里，以及所有風能紊亂。藍寶石含有空元素和風元素。藍寶石可鑲成吊墜，戴在頸部。

黃玉
（托帕石）

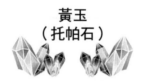

黃玉為草黃色、酒黃色、淺綠色或紅藍色。這種寶石可提升激情、緩解恐懼。黃玉能夠賦予人力量和智力。它含有火元素、空元素和風元素。黃玉要鑲在金戒指上，佩戴在右手食指，或鑲在金項鍊上，戴在頸部。

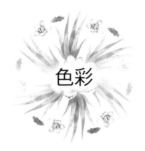

色彩

阿育吠陀療法也採用了某些顏色的治癒特性。呈現在彩虹中的七種基本自然色，與人體組織和三大生命能量相關，因此，這七種顏色的振動有助於建立三大生命能量的平衡。

如果把七種顏色中任何一種顏色的紙包裹在水罐外面，放在陽光下曬四個小時，水分子會受到這種顏色振動的影響。喝這種曬好的水，會有良好效果。以下顏色都可用在阿育吠陀療法中：

紅色

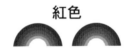

紅色和血液有關，具有熱性，能夠增強紅血球的紅色，也能促進紅血球的形成。紅色也能在體內產生熱量，並刺激循環。紅色有助於保持膚色，為神經組織和骨髓帶來能量。紅色可安撫加劇的風能和火能。但是過度接觸紅色，會導致過多的火能聚集在身體的特定部位，導致炎症。過度接觸紅色，也會導致結膜炎。

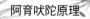

橙色

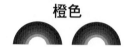

像紅色一樣，橙色是溫暖的療癒能量。橙色有助於靈性追求者棄絕塵世，也能給性器官帶來能量和力量。因此，橙色應配合禁慾，以將性能量轉化為至上意識。不禁慾的人若用這個顏色，可能造成過度的性刺激。橙色有助於安撫風能和水能，還可化瘀、保持皮膚光澤。過度接觸橙色，可能加劇火能。

黃色

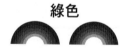

當接觸黃色時，能量將升至頂輪。黃色可增強理解力和智力。在靈性層面，黃色與自我意識的完全消亡有關。過度使用這種顏色，會導致膽汁在小腸中過度堆積，並加劇火能。黃色還能釋放多餘的風能和水能。

綠色

綠色具提神醒腦的作用，有助於把能量帶向心輪。綠色還可安撫情緒，為心靈帶來快樂。綠色可鎮定多餘的風能和水能並加劇火能。過度使用綠色會增加膽汁的濃度，進而導致膽結石。

黃綠色

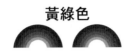

這個顏色兼具黃色和綠色的特性，有助於安撫風能和水能，加劇火能。黃綠色對心有冷靜效果。

藍色

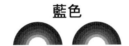

藍色是純粹意識的顏色，對身體和大腦具有平靜及冷卻的作用。藍色可減輕皮膚色素沉著，還有助於改善肝臟紊亂，緩解加劇的火能。過度使用藍色，可導致風能和水能加劇，以及淤血。

紫色
（紫羅蘭色）

紫色是宇宙意識的顏色，可促進覺知的喚醒。紫色可帶來身體的輕盈，並打開感知之門。紫色還可緩解加劇的火能和水能，但是過度使用會加劇風能。

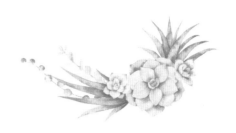

結論

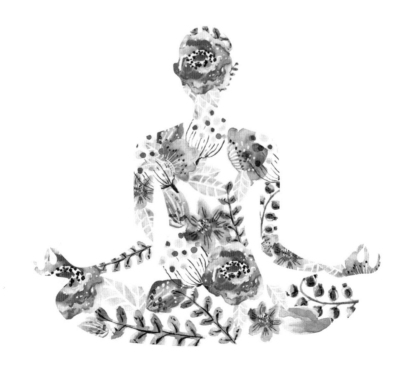

　　阿育吠陀全面地闡述了地球上主宰生命的基本法則和規律。要理解阿育吠陀，就要瞭解造就人類健康的力量，以及疾病的根源。本書試圖以簡明扼要的方式向讀者介紹這門生命科學，但這僅是阿育吠陀智慧的滄海一粟，作者希望自己已如願使讀者瞭解到阿育吠陀的巨大潛力和深遠的療癒力量。同時本書也補充了一些讀者在日常生活中可以用到的實用知識。

　　本書介紹了阿育吠陀的所有基本概念，但讀者對這門生命科學可能仍有未解的疑惑。事實上，本書引發的疑問可能多於它解答的問題。因為從個體的角度來看寬廣的世界，以及將人類意識融入到宇宙意識這種古老的智慧體系時，這樣的情況在所難免。

　　作者希望能以淺顯易懂的方式，呈現出這門深奧科學的基本面貌。只有讀者才能判斷作者的努力是否達到預期。十分歡迎讀者們對此書提出意見，這些意見將有益於在日後的著作中對這門古老的生命科學進行更詳細的闡述。

　　在本書的開篇介紹了宇宙意識的創造以及五大元素的形成，在結尾也對此做個總結，即這五大元素回歸到源頭，繼續天地萬物的宇宙循環：

　　當死亡來臨，土元素開始消融，身體的固體感開始消散。

　　身體好像很沉重。身體的邊界感（邊緣）變得模糊，「在體內」的存在感也不再那麼強烈了。對印象和感覺不再敏感，不能再隨心所欲地控制四肢。腸蠕動緩慢，沒有外力協助就無法自主蠕動。各

個器官已經開始停止運行。當土元素繼續分解，融入水元素中時，便開始有了流動和液化的感覺。伴隨著對身體的強烈認同，原本的堅實感此時變成了流動感。

當水元素開始分解融入火元素時，更像是一股熱氣在流動。體液的流動變慢，口腔和眼睛開始變乾，循環減慢，血壓降低。當循環開始變慢並停止時，血液停留在四肢末梢。隨後便會有輕逸感。

當火元素分解融入風元素時，溫暖和寒冷的感覺消散，身體是否舒適已不再有任何意義。體溫逐漸下降，直到身體冰冷、蒼白。消化也就此停止。輕逸感如同熱量會升起一樣，成為主導感覺並越來越精微，一切逐漸變得無邊無際。

當風元素分解溶入意識本身時，就會有一種無垠的感覺。比吸氣時間更長的呼氣已溶入到空中，這時已不再能夠體驗到身體的存在和功能，僅有無限的虛空，生命溶入到純粹的存在之中。

就這樣，人類的神經系統回歸到存在的源頭。在那生命週期的終點，就像本書的結尾，代表著你旅程的起點。親愛的讀者，現在請打開你自己這本書，關於身體、心和意識的生命之書。真知就在你自己的神殿之中。當你暢遊在知識的聖殿時，將發現本書中的示例是真實的、可靠的。人生之路漫漫，但是我們終究還是會回到開始的地方。

附｜錄｜A

食物解方

說明：食物解方應與該食物一同料理或搭配食用。

	食物	負面作用	解方
乳製品	乳酪	增加淤血和黏液；加重火能和水能	黑胡椒、紅辣椒或辣椒粉
	蛋	增加火能；如果生吃，將增加水能	香芹、芫荽葉、薑黃和洋蔥
	霜淇淋	增加黏液，導致淤血	丁香或小豆蔻
	酸奶油	增加黏液，導致淤血	芫荽和小豆蔻
	優格	增加黏液，導致淤血	孜然或薑
魚和肉	魚	增加火能	椰子、青檸和檸檬
	紅肉	不易消化	紅辣椒、丁香或辣椒粉
穀物	燕麥	增加水能和脂肪	薑黃、芥菜籽或孜然
	白米	增加水能和脂肪	丁香或胡椒粒
	小麥	增加水能和脂肪	薑
蔬菜	豆類	產生氣體和腫脹	大蒜、丁香、黑胡椒、辣椒粉、薑、岩鹽或紅辣椒
	高麗菜	產生氣體	與薑黃、芥菜籽一起放入葵花油中烹煮
	大蒜	增加火能	磨碎的椰子和檸檬
	綠葉沙拉	產生氣體	橄欖油加檸檬汁
	洋蔥	產生氣體	煮熟，或搭配鹽、檸檬、優格和芥菜籽
	馬鈴薯	產生氣體	酥油加胡椒粒
	番茄	增加水能	青檸或孜然

	食物	負面作用	解方
水果	酪梨	增加水能	薑黃、檸檬、大蒜和黑胡椒
	香蕉	增加火能和水能	小豆蔻
	果乾	產生乾燥,可能加重風能	泡水
	芒果	引起腹瀉	印度酥油加小豆蔻
	甜瓜	導致水滯留	磨碎的椰子加芫荽
	西瓜	導致水滯留	鹽加尖辣椒
堅果和種子	堅果	產生氣體和增加火能	浸泡一晚後,與芝麻油和尖辣椒一起炒
	花生醬	沉重,不易消化;具有黏性;增加火能;引起頭痛	薑或烤過的孜然粉
	種子	會加劇火能	浸泡並烘烤,使其變輕盈
其他	酒精	刺激物;有抑制作用	咀嚼 1/4 茶匙的孜然籽或 1～2 粒小豆蔻
	紅茶	刺激物;有抑制作用	薑
	咖啡因	刺激物;有導致憂鬱的後作用力	肉豆蔻粉加小豆蔻
	巧克力	刺激物;抑制身體系統	小豆蔻或孜然
	咖啡	刺激物;抑制身體系統	肉豆蔻粉加小豆蔻
	爆米花	產生乾和氣體	加入酥油
	糖果甜品	加重淤血	乾薑粉
	菸草	加劇火能和刺激風能	雷公根、菖蒲根或芹菜籽

附 | 錄 | B

應急小妙招

痤瘡	薑黃和檀香粉各半茶匙，加入足量的水，製成糊狀，外敷。每天喝 2 次蘆薈汁，每次半杯，直到痤瘡消失。
哮喘	建議飲用甘草薑茶，取半茶匙的甘草和薑，放入一杯水中。另一種方法，1/4 杯洋蔥汁，加 1 茶匙蜂蜜和 1/8 茶匙黑胡椒，內服。這種方法有利於化瘀止咳，緩解氣喘。
背痛	在患處敷薑泥，然後擦桉樹油（尤加利樹油）。
口臭	用甘草粉清潔口腔，吃茴香籽。也可飲用蘆薈汁，一天 2 次，每次半杯，直到口氣恢復清新。
（外）出血	敷冰塊或檀香糊。也可將棉球燃燒後的黑灰敷在出血處。
（內）出血	用半茶匙番紅花和薑黃粉，加入熱牛奶中，飲用。
癤	讓癤子出頭，用煮熟的洋蔥外敷，或者用薑粉和薑黃做成的泥（各半茶匙）直接敷在癤子上。

燒傷	用新鮮蘆薈膠和一小撮薑黃粉製成膏。也可使用酥油或椰子油。
感冒	1 茶匙薑粉放入 1 夸脫（約 945 毫升）水中煮，然後吸其蒸氣。用同樣的方法煮桉樹葉水，對緩解感冒也大有裨益。將桉樹油擦在鼻子兩側，有助於緩解鼻塞。菖蒲根粉也可用作鼻菸：在每個鼻孔吸入少許。
便祕	用番瀉葉泡茶飲（1 茶匙番瀉葉配一杯水），或取 1 茶匙印度酥油加入一杯熱牛奶中，睡前飲用。另一種方法是取 1 湯匙亞麻籽加入一杯水煮沸，於睡前飲用。
咳嗽	將一小撮鹽和兩小撮薑黃粉加入一杯溫水中，漱口。也可將一粒丁香和一塊冰糖含於口中。如果咳痰，可取半茶匙薑粉、一小撮丁香粉和一小撮肉桂粉，放入一杯開水中，當作茶飲。
腹瀉	等量的優格和水混合，並加入適量鮮薑（大概 1/8 茶匙）；或喝加了鮮檸檬汁的黑咖啡。另一種方法是用 1～2 茶匙的罌粟籽加一杯水煮沸，再加入一小撮肉豆蔻，攪拌均勻後食用。

耳痛	3 滴蒜油滴入耳中。或將 1 茶匙洋蔥汁和半茶匙蜂蜜混合,滴 5 ～ 10 滴於耳中。
耳(鳴)	向耳朵裡滴 3 滴丁香油。(見附錄 C 食譜的丁香油)
精疲力竭(熱)	喝一杯椰子汁或葡萄汁,或將 3 顆椰棗放入 8 盎司(約 240 毫升)水中,煮沸飲用。
眼(灼熱)	腳底塗蓖麻油,或取 3 滴純玫瑰水滴入受傷的眼中,新鮮蘆薈膠也可用在眼睛。
脹氣(腹部)	將一小撮小蘇打加入一杯水,並加入半顆檸檬的果汁,攪拌後,飲用即可。
牙齦(出血)	用半顆檸檬,將果汁擠入一杯水中,飲用。或用椰子油按摩牙齦。
頭痛	緩解頭痛的通用方法是,用半茶匙薑粉加水,攪拌成糊狀,加熱後敷於額頭。敷在額頭上時可能會有灼燒感,但是不會有危害。 另一種方法是觀察呼吸。注意是否一側鼻孔比另一側鼻孔的呼氣更有力。如果是,就堵住呼氣更有力的這

側鼻孔，用另一側鼻孔呼吸，直到頭痛消退。

以下方法可有效緩解特定類型的頭痛。竇性頭痛與水能有關，將薑泥敷在額頭和鼻竇就可緩解。如果是短暫性頭痛，代表胃中火能過多。這時可以喝孜然芫荽籽茶，以上兩種各半茶匙加入一杯熱水中飲用。同時，可用檀香泥敷在太陽穴。

如果是枕骨位置頭痛，代表結腸中有毒素。取 1 茶匙亞麻籽加入一杯熱牛奶，於睡前飲用。同時，在耳後（乳突處）敷上薑泥。

頭痛的原因可能是能量發生變化，或是深層結締組織有壓抑的情感。

痔瘡	每天喝 3 次，每次半杯蘆薈汁，直到痔瘡消除。
打嗝	兩份蜂蜜加一份蓖麻油一起服用。另外還可以練習調息法（見第 12 章）。
消化不良	將一瓣大蒜搗碎，加入一小撮鹽和一小撮小蘇打。或取 1/4 杯洋蔥汁，加入半茶匙蜂蜜和半茶匙黑胡椒。
痛經	1 茶匙蘆薈膠加兩小撮黑胡椒，每日吃 3 次，直至痛感消除。

肌肉勞損（上半身）	灌腸。取一杯菖蒲油注入直腸，保持 30 分鐘。對於一般的肌肉勞損，取熱的薑泥和薑黃糊（1 茶匙薑和半茶匙薑黃）敷於患處，每日 2 次。
飲食過量	飲食過量是一種神經性習慣，會損傷身體的智慧。可食用小米、木薯粉或黑麥等輕盈的食物，這些物質就算吃太多，也不會增加體重。如果已經過量了，取茴香籽和芫荽籽各 1 茶匙，加入一小撮鹽後食用。也可在一杯溫水中，加入半顆檸檬的果汁和一小撮小蘇打，飲用即可。
體外（淺表）疼痛	用紗布做薑敷。準備方法是，2 茶匙薑粉加 1 茶匙薑黃粉，再加適量水調成糊狀，加熱後，均勻地平攤在一塊紗布或棉布上。然後把紗布固定在患處，敷一晚。
毒蟲叮咬	飲用芫荽葉汁，或將檀香膏敷在患處。
（一般）中毒	吃半茶匙酥油或半茶匙甘草粉。
皮疹	將芫荽葉泥敷於患處，或飲用芫荽籽茶（在一杯水中加入 1 茶匙芫荽籽）。

休克 （昏厥）	吸新鮮洋蔥末的味道，或吸菖蒲根粉。
鼻竇充血	用薑泥敷在患處或吸入一小撮菖蒲根粉。
睡眠 （不足）	將 1/4 茶匙肉豆蔻粉加入一杯水中，當茶飲用。用芝麻油輕按腳底，或用油按摩頭皮，每隻耳朵滴入 5～10 滴熱油。喝一杯加了冰糖或蜂蜜的熱牛奶。柑橘茶（一杯水加 1 湯匙柑橘）對入睡也極有益處。
睡眠 （過多）	睡前喝咖啡、雷公根茶或菖蒲根茶。晚餐早點吃並吃少一些。
喉嚨痛	在熱水中加入 1/4 茶匙的薑黃粉和一小撮鹽，用來漱口。
腫脹	喝大麥水：將一份大麥加四份水煮開，過濾後飲用。喝芫荽茶也有益處。如果是體表腫脹，按 2：1 的比例將薑黃和鹽混合敷在患處。飲用雷公根茶：一杯水加 1 湯匙雷公根。
牙痛	在牙痛處滴入 3 滴丁香油。

附 | 錄 | C

食譜

● 杏仁茶 ●

將 10 顆杏仁在水中浸泡一晚，次日早上，去掉杏仁皮，將杏仁和一杯溫牛奶放入攪拌機，再加入少許小豆蔻粉和現磨的黑胡椒、1 茶匙蜂蜜。快速攪拌 5 分鐘後飲用。杏仁茶有助於提升能量和活力素。

● 拉昔(印度優格) ●

將 1 夸脫（約 945 毫升）牛奶煮沸後慢燉，再擠入一顆小檸檬的汁，然後加入 1 湯匙優格菌種。蓋上蓋子，在溫暖無光的地方放置一晚，次日早晨，新鮮拉昔就做好了。將拉昔加入等量的水，放入攪拌機，可加入楓糖漿增加甜味。

● 丁香油 ●

把 5 顆完整的丁香放入 1 湯匙的芝麻油中，煮沸後，把丁香留在油中。使用時，務必把油加熱。

• 菖蒲根酥油 •

首先用 1：8 比例的菖蒲根粉和水，煎熬成菖蒲根湯，煮至只剩 1/4 的水量。取一些菖蒲根湯，加入等量的酥油（見酥油配方），再加入等量的水，煮至水分蒸發。剩下的便是菖蒲根酥油。

• 蒜油 •

拿兩瓣大蒜壓碎加 1 湯匙芝麻油煮沸後，將大蒜留在油中，使用時加熱。

• 酥油 •

用中火加熱 1 磅無鹽奶油。奶油融化後，加熱約 12 分鐘。沸騰後，表面會產生泡沫。（這些泡沫含有藥性，不要去除。）將火關小，之後，奶油會變成金黃色，聞起來像爆米花。往酥油中滴入一、兩滴水時，如果聽到劈啪聲，酥油即完成了。讓酥油冷卻，過濾後裝在容器裡。酥油無需冷藏。

• 甘草酥油 •

首先按 1：8 的比例用甘草粉和水煮成湯，煮至剩 1/4 的水量。
在湯中加入等量的酥油（見酥油配方），以及等量的水，煮至
所有水分蒸發，剩下的即為甘草酥油。

• 瑜伽茶 •

把以下成分混在一起：2 茶匙現磨的薑、4 顆完整的小豆蔻、
8 顆完整的丁香、1 根肉桂根、8 杯水，煮至剩下一半的水量。
冷卻後，加入 1 盎司（約 240 毫升）牛奶，即可飲用。

術｜語｜表

3 劃

三大生命能量（Tridosha）：
風能、火能和水能，負責日常生活中的身心行為。

三摩地（Samadhi）：
一種平衡狀態；至喜與至福。

小宇宙：
縮小的世界，基本上類同於更大系統的系統。

4 劃

內分泌腺：
分泌對器官或身體其他部位有特定作用的物質，進入血液或淋巴中的腺體。

分解代謝：
身體中的拆解或分解過程；新陳代謝的一部分（見合成代謝）。

支氣管炎：
（肺部的）支氣管炎症

止血劑：
一種抑制血液流動的物質。

止痛劑：
緩解疼痛的物質。

水腫：
身體組織滯留多餘液體而引起腫脹的情況。

牛皮癬：
一種常見的由基因決定的皮膚炎症。

4 劃

叩診：
快速有力地敲擊某一身體部位，進行輔助診斷，檢查該身體部位的情況。

白帶：
從陰道和子宮腔排出白色黏稠物質的症狀。

白癜風：
局部皮膚色素脫失。

皮炎：
皮膚炎症，症狀是泛紅、疼痛和瘙癢。

6 劃

同化：
身體的構造過程或形成過程（新陳代謝的一部分）。

宇宙能量：
遍及宇宙的能量。

7 劃

利尿劑：
增加尿液分泌的物質。

吸收不良綜合症：
胃腸道中食物消化、吸收和同化不良的症狀。

坐骨神經痛：
坐骨神經的炎症，表現為下背痛並會輻射到腿部。

宏觀世界（Macrocosm）：
宇宙本身，是一個系統，被視為包含若干子系統的實體。

身心失調：
與身心之間的關係有關，由精神、情感和思想引發的身體症狀。

8 劃

帕金森氏綜合症：
一種神經系統疾病，表現為有顫抖、肌肉僵硬和動作遲緩。

油質的：
具有藥膏的性質、特點或品質。

芳香劑：
帶有芳香味、刺激性、辛辣味，可刺激胃腸道的物質。

9 劃

咯血：
從呼吸道中咳出血。

咽喉炎：
咽喉的炎症。

查拉克（Charak）：
偉大的阿育吠陀醫師，著有阿育吠陀經典著作：*Charak Samita*

疥瘡：
一種接觸性的皮膚傳染病，表現為瘙癢和脫皮。

胃腸道：
從嘴部到肛門，關係到攝取、消化、吸收和排泄的器官。

風濕病：
各種關節、韌帶或肌肉的發炎症狀中的任意一種，表現為疼痛或行動受限。

10 劃

哮喘：
一種伴有喘息、呼吸急促和咳嗽（乾咳或咳痰）的呼吸紊亂。

浸泡：
將某種物質泡在水中，以便獲取它的直接成分。

祛風劑：
去除氣體的物質。

祛痰劑：
促進黏液或其他物質從肺部、支氣管和氣管中排出的物質。

脈輪：
體內能量的中心，對應不同層次的意識，在生理學上對應不同的神經叢。

脊椎病：
脊柱的一種狀況，症狀為椎關節固定或僵硬。

11 劃

梅毒：
透過性接觸傳播的性病感染。

淋巴結炎：
淋巴結發炎的症狀。

淋病：
一種常見的性病，通常影響泌尿生殖道。

痔瘡：
因充血引起的直腸下端或肛門的靜脈擴張。

眼瞼下垂：
一隻或兩隻眼睛的上瞼異常，發生下垂。

貧血：
紅血球的數量低於正常水準。

12 劃

普拉納（Prana）：
身體和大腦運作的主要能量（生命能量）。普拉納負責大腦高級功能以及行動和感覺的運作。位於頭部的普拉納是生命氣，而宇宙大氣中的普拉納是營養氣。生命氣和營養氣

之間一直透過呼吸交換能量。在吸氣時，營養氣進入系統，滋養生命氣，呼氣時，精微的廢物被排出。

痛風：
代謝性疾病，症狀為急性關節炎和關節炎症。

痤瘡：
一種常見於臉部、頸部、肩膀和上背的炎症性皮膚病。

發病（pathogenesis）：
疾病的產生和發展。

結腸炎：
一種慢性疾病，特點是大腸中黏液分泌過多，並伴有便祕或腹瀉。糞便中有黏液或腸內膜的碎塊。

結膜炎：
覆蓋眼瞼內膜的炎症。

菌群（flora）：
存在於身體各個部位，尤其是消化道的有益菌。

萎縮：
因疾病或其他影響導致的，身體某部位變小，或生理活動減損。

13 劃

黃疸：
一種皮膚發黃的症狀。

催吐劑：
引起嘔吐的藥物。

傳入神經：
將知覺傳入大腦的感覺神經脈衝。

傳出神經：
將知覺傳出大腦的感覺神經脈衝。

新陳代謝：
所有生物物理和化學過程的總和，在這些過程中，生物體運行並維持生命。這也是物質的轉化（如已消化的食物），透過轉化製造能量，供給有機體使用。

業力（Karma）：
所有的作為、行為。

滑囊炎：
關節周圍結締組織結構的炎症。

腹水：
腹腔中聚積過多液體。

過敏：
獨特的個體對物質的敏感反應。

電解液：
一種成分或混合物，融化或溶解於水或其他溶液時，分離成離子，傳導電流。

14 劃

對抗療法（Allergy）：
透過積極干預以對疾病和損傷進行治療的（西方）醫學系統，例如與疾病或損傷產生的效用相反的醫藥療法和外科療法。

膏藥：
熱敷於體表，提供熱量和水分的柔軟濕潤的物質。

鼻炎：
鼻黏膜的炎症。

15 劃

敷布：
一種多層亞麻墊，敷在體表並對該部位施加一定的壓力。

熱敷：
利用熱敷和濕敷的療法。

16 劃

糖尿病：
一種臨床症狀，症狀是尿液分泌過多且血糖濃度增高。

膨脹：
來自體內壓力的腫脹。

蕁麻疹（Urticaria）：
一種表現在皮膚上的血液反應，症狀為皮膚上突然出現光滑、略鼓的包塊，比其他地方紅或白。這種症狀通常伴有嚴重瘙癢。

蕁麻疹（Hives）：
因過敏物質或食物而導致的突發性皮膚瘙癢。

褪色：
皮膚顏色退去。

17 劃以上

臉部診斷：
對臉部特徵的研究。

濕疹：
急性或慢性的皮膚炎症。

膽汁：
肝臟分泌的苦味液體，流入小腸、存儲在膽囊中，有助於脂肪代謝。

膽固醇：
一種結晶型的脂肪物質，存在於所有動物脂肪、油、牛奶、蛋、蛋黃、膽汁、血液、大腦組織、肝臟、腎臟和腎上腺。

關節炎：
關節發炎，具有疼痛和腫脹的特徵。

竇：
骨頭中的腔（洞）。

蠕動：
平滑肌的節律性收縮，促使食物通過消化道。

觸診：
用手來感知，用手指輕按身體表面，來感測皮下的情況。

屬性：
某種物質的固有品質或特性。

聽診：
聆聽體內聲音的行為。

癲癇：
一種大腦神經疾病，症狀為反覆發作抽搐、感覺障礙、異常行為、意識喪失，或所有這些症狀。

參｜考｜書｜目

Charak Samflita. Varanasi. India: Chowkhamba Sanskrit Series. 1977

Kudatarakar. Dr. M.N. *Vikriti Vijnyana.* India: Dhanvantari Prakashan.
    1959.

Madhav Nidan. Varansi. India: Chowkhamba Sanskrit Series. 1963.

Pathak. Dr. R. R. *Therapeutic Guide to Ayurvedic Medicine.* Nagpur. India.
    Baidyanath. 1970.

Sharma. D.P., and Shastri. S.K. (eds.) *Basic Principles of Ayurveda.* Patna.
    India: Baidyanath Ayurveda Bhavan Ltd. 1978.

Sushrut Samhita. Varansi. India: Chowkhamba Sanskrit Series. 1963.

Udupa. K.N., and Singh. R.H. *Science and Philosophy of indian Medicine.*
    Nagpur. India: Baidyanath. 1978.

索 | 引

A~Z

AUM
p.16, 24, 167

Lapis linqui（類青金石）
p.195, 198

2 劃

丁香
p.123, 178, 179, 208, 211, 212, 215, 216, 218

3 劃

三摩地（samadhi）
p.167, 219

口臭
p.27, 31, 131, 210

口腔炎
p.150

大麻
p.175

大腸
p.34, 45, 47-51, 66, 72, 73, 87, 91, 109, 113, 128, 145, 173, 174, 177, 187, 188, 221,

大蒜
p.97, 102, 106, 116, 124, 180-182, 185, 208, 209, 212, 213, 217

小米
p.106, 125, 214

小豆蔻
p.90, 107, 123, 176, 178, 208, 209, 216, 218

小腸
p.34, 47-49, 66, 72, 73, 80, 47, 113, 145, 163, 202, 222

小蘇打
p.175, 212-214

4 劃

分解代謝
p.35, 116, 219

化瘀藥
p.183

天冬汁
p.96

太陽
p.25, 128, 129, 131, 134, 136

太陽穴
p.70, 213

心包膜
p.66, 72

心臟
p.25, 34, 45, 48, 49, 66, 71, 72, 74, 75, 78, 79, 80, 83, 87, 90, 93, 116, 123, 132, 142, 143, 165, 169, 176, 186, 187, 190, 192, 193, 196, 200

支氣管炎
p.43, 75, 88, 135, 151, 184, 219

月光石
p.194, 198

月亮
p.136, 198

月經
p.149, 193

水腫
p.52, 88, 90, 98, 115, 189, 219

牙痛
p.178, 181, 215

牙齒
p.41, 56, 115, 128, 181, 184

牙齦
p.41, 130, 181, 199, 212

牛奶
p.91, 92, 94, 96, 99, 103, 107, 115, 118, 130, 132, 139, 181, 186, 194, 191, 210, 211, 213, 215, 216, 218, 222

牛皮癬
p.32

牛蒡根茶
p.99

5 劃

出血
p.90-93, 189, 196, 199, 210, 212, 220

失眠
p.149, 186

打嗝
p.94, 131, 213

玉米油
p.107, 119, 169

甘草
p.88-90, 94, 115, 181, 184, 185, 210, 214, 218

生殖組織
p.55, 56

生殖器官
p.17, 27, 28

甲狀腺
p.79, 82, 130

白帶
p.193, 219

白癜風
p.98, 219

皮炎
p.52, 135, 179, 187, 189, 219

皮疹
p.45, 91, 98, 99, 115, 135, 175, 179, 214

皮膚病
p.88, 90, 92, 96, 192, 221

石榴
p.99, 102, 105, 108, 114, 116, 123,

石榴石
p.194, 197

6 劃

冰糖
p.179, 211, 215

合成代謝
p.35, 115, 219

同化
p.34, 47, 50, 144, 182, 219

耳朵
p.17, 27, 28, 34, 95, 131, 174, 181, 212, 215

耳鳴
p.36, 212

肉豆蔻
p.186, 209, 211, 215

肉桂
p.107, 123, 178, 211, 218

肌肉
p.25, 26, 34, 37-39, 54-56, 94, 115, 119, 124, 138, 166, 169, 173, 176, 177, 182, 185, 192, 214, 220

肌腱
p.26, 37-39, 56,

舌頭
p.17, 27, 28, 64, 73-75, 78, 88, 89, 112, 113, 128, 130, 179

血液
p.34, 48, 51, 53-56, 66, 87, 92, 98, 99, 115, 116, 138, 142, 145, 174, 179, 181, 184, 188, 189, 196, 199, 201, 207, 219, 222

血漿
p.26, 34, 54-56, 74, 145

7 劃

免疫
p.34, 44, 46-49, 54, 98, 143, 144

利尿劑
p.125, 179, 219

《吠陀經》（Vedas）
p.18, 20

坐骨神經痛
p.45, 93, 94, 149, 173, 177, 200, 219

妙聞 Sushruta
p.6

孜然
p.124, 130, 179, 180, 208, 209, 213

尿液
p.37, 39, 44, 50-53, 88, 94, 179, 219, 222

抗生素
p.22

抗組織胺
p.50

抗菌劑
p.188

抗酸劑
p.175, 199

杏仁茶
p.144, 216

肝臟
p.45, 49, 66, 72-74, 76, 77, 79-83, 87, 91, 92, 98, 130, 138, 150, 163, 173-175, 186, 190-193, 196, 199, 203, 222

芒果汁
p.92

豆類
p.107, 180, 208

8 劃

乳酪
p.103, 107, 115, 118, 177, 208*

亞麻籽
p.92, 180, 211, 213

依戀
p.32, 34, 40, 41, 46, 49, 132

味道
p.27, 39, 41, 73, 102-104, 112-126, 178, 179, 186, 187, 215

咖哩
p.109, 187

帕坦迦利
p.147

帕奇卡瑪
p.87-98, 145

抽搐
p.95, 187, 222

拉昔
p.130, 216

炎症
p.45, 60, 78, 91, 94, 150, 177, 185, 188, 189, 193, 199, 201, 219, 220-222

玫瑰水
p.212

肥胖
p.61, 90, 94, 115, 130, 147, 164, 191

肺
p.25, 34, 45, 66, 71, 72, 74, 75, 79-81, 88, 90-92, 139, 151, 165, 176, 192, 219, 220

肺氣腫
p.151

芝麻油
p.53, 93, 94, 107, 119, 130, 131, 169, 185, 209, 215, 216, 219

芥末
p.185

芫荽
p.179, 213, 214, 215

金屬
p.113, 172, 190-193

阿罕卡拉 Ahamkar
p.15, 17

阿格尼 Agni
p.44, 47-49, 54-56, 60-61, 76, 77, 81, 91, 92, 94, 99, 103-105, 108-110, 142, 144, 163, 174, 178, 181, 182, 185, 187,

阿魏
p.116, 174

青金石
p.195, 197, 198

9 劃

便祕
p.27, 41, 51, 53, 60, 91, 93, 94, 109, 116, 119, 131, 149, 177, 180, 181, 185, 187, 211, 221

咳嗽
p.49, 81, 88, 90, 93, 115, 118, 124, 131, 135, 139, 174, 177, 178, 182, 184, 187, 188, 211, 220,

咽喉
p.135, 182, 215, 220

扁豆
p.107, 120, 174, 177

扁桃腺
p.45, 88, 90, 188

指甲
p.26, 37, 38, 56, 64, 78, 80, 81, 95, 131

按摩
p.65, 72, 86, 89, 95-97, 128, 160, 131, 169, 176, 181, 212, 215,

查拉克（Charak）
p.58, 113, 220

毒素 Ama
p.48, 109*

毒質 toxin
p.22, 47, 48, 49, 54, 53, 64, 73, 75, 86, 92, 98, 99, 103, 104, 109, 115, 116, 130, 131, 132, 138, 148, 173, 174, 184, 213

洋車前子
p.92

洋蔥
p.97, 106, 114, 116, 121, 185, 186, 187, 208, 210, 212, 213, 215,

活力素 ojas
p.56, 115, 118, 142-144, 181, 216

珍珠
p.194, 195, 199

疥瘡
p.98, 220

紅血球
p.53, 56, 80, 123, 192, 204, 221

紅珊瑚
p.199

紅寶石
p.194, 195, 200

胃
p.25, 34, 45-49, 51, 66, 72-74, 79, 87, 89, 91-93, 98, 104, 113, 115, 116, 134, 145, 150, 151, 163, 174, 177, 181, 182, 184, 185, 193, 199, 213, 219, 220

胃炎
p.45, 184

胃潰瘍
p.150, 184, 185,

背痛
p.45, 75, 93, 149, 177, 210, 219

迦毗羅 Kapila
p.14

風濕病
p.93, 94, 173, 177, 220

食慾
p.37, 39-41, 90, 115, 117, 121, 123, 130, 182, 186, 187

10 劃

冥想
p.5, 14, 104, 128, 147, 163, 164, 166-168, 190, 198

哮喘
p.49, 88, 90, 136, 147, 149, 151, 176, 180, 184, 187, 188, 192, 210, 220

恐懼
p.30, 32, 34,44, 46, 49, 60, 75, 78, 79, 82, 86, 87, 96, 108, 132, 143, 148, 195, 200

悅性 satva
p.15-17, 40, 42

桉樹
p.210, 211

氣脈 Nadi
p.165

消化不良
p.48, 78, 79, 88, 90, 92-94, 104, 131, 175, 179, 185, 213

皰疹
p.78, 79, 174

真菌
p.52

祛痰劑
p.184, 220

神采之光 Tejas
p.142-144

神經
p.25, 34, 45, 55, 56, 93, 94, 138, 147, 149, 172, 173, 177, 192, 200, 201, 207, 214, 219-222

神經質
p.83,

脂肪
p.34, 51, 54-56, 76, 120, 163, 164, 165, 184, 191, 208, 222

茴香
p.107, 123, 210, 214

迷幻劑
p.175

馬哈德 mahad
p.15, 17

馬錢子
p.90

骨骼
p.26, 34, 38, 39, 54, 56, 80, 94, 98, 148, 192

骨髓
p.55, 56, 116, 192, 201,

高血壓
p.115, 124, 147, 150

11 劃

偏頭痛
p.95, 96, 150,

寄生蟲
p.50, 78, 79, 92, 96, 124, 126, 131, 177, 187

密法 Tantra
p.20, 143, 146

掉髮
p.38, 96

排泄物
p.32, 51, 94, 144

淋巴
p.25, 53, 88, 90, 94, 96, 191, 192, 219, 220

淤血
p.139, 174, 177-179, 182, 184, 203, 208, 209

痔瘡
p.92, 94, 118, 121, 124, 150, 187, 189, 199, 213, 220

眼睛
p.17, 27, 28, 34, 37, 38, 39, 41, 64, 78, 82, 95, 96, 128, 131, 135, 181, 184, 186, 197, 199, 207, 212, 221

硫磺
p.193

組織
p.5, 25, 26, 30, 32, 34, 35, 46-48, 51, 53, 54-56, 64, 66, 94, 95, 97, 114, 138, 142, 143-

145, 175, 176, 178, 181, 183, 184, 190, 191, 192, 193, 196, 201, 213, 219, 221, 222

脫水
p.26, 52, 74, 78, 79, 120,

蛋白質
p.103

貧血
p.73, 78-82, 90, 92, 98, 121, 123, 173, 181, 191, 192, 196, 221

貪婪
p.30, 32, 34, 40, 41, 46, 49, 86, 87, 96, 132

12 劃

喉嚨痛
p.151, 215

惰性 tamas
p.15-17, 40, 42, 134

普拉納 Prana
p.31, 56, 66, 81, 89, 95, 96, 142-144, 163, 167, 190, 221

普茹克瑞提 Prakruti
p.14, 15, 17, 33

普茹夏 Purusha
p.14, 15, 17

焦慮
p.32, 34, 38, 49, 75, 76, 79, 82, 86, 96, 108

番紅花
p.99, 124, 210

番瀉葉
p.91, 92, 211

痛風
p.92-94, 98, 177, 221

痛經
p.136, 213

痢疾
p.179

痤瘡
p.91, 98, 99, 115, 138, 210, 221

紫水晶
p.194, 195

結腸
p.27, 75, 78, 79, 92, 94, 131, 138, 163, 173,

174, 181, 213, 221

結膜炎
p.131, 138, 173, 174, 181, 221

脹氣
p.45, 49, 51, 93, 94, 112, 122, 176, 179, 180, 186, 187, 188, 212

脾
p.66, 72, 74, 76, 77, 79, 83, 87, 92, 94, 98, 130, 163, 186, 190, 191, 192, 193, 196

腎
p.50, 52, 66, 67, 71, 72, 74-77, 79, 80, 83, 87, 92, 93, 128, 148, 184, 190, 222

腎上腺
p.148, 222

腎結石
p. 93

舒克若拉塔 shukralartav
p.143

菌群 flora
p.47, 49, 51, 188, 221

菖蒲
p.88-90, 93, 95, 99, 169, 175, 176, 181, 209, 211, 214, 215, 217

菖蒲油
p. 93, 169, 176, 214

菖蒲根
p.88, 89, 95, 99, 175, 176, 181, 209, 211, 215, 217

酥油
p.91, 94-97, 107, 118, 130, 143, 181, 183, 185, 187, 191, 208, 209, 211, 214, 217, 218

鈣
p.80, 81, 83, 148

黃玉
p.194, 200

黃疸
p.51, 78, 80, 91, 92, 221

黑胡椒
p.97, 99, 107, 109, 123, 173, 187, 208, 209, 210, 213, 216

黑麥
p.106, 125, 214

黑棗
p.92, 105

13 劃

催吐
p.87-90, 92, 145, 175, 184, 221

《奧義書》（Upanishads）
p.20

嫉妒
p.32, 34, 35, 39, 40, 41, 46, 86, 87, 199

感冒
p.49, 88, 90, 93, 96, 109, 110, 135, 139, 174, 175, 177, 178, 182, 184, 195, 211

新陳代謝
p.26, 34, 35, 39, 47, 76, 144, 147, 219, 221

椰子
p.102, 105, 107, 119, 122, 208, 209, 211, 212

椰棗
p.212

經期
p.90, 95, 131, 132, 173

腫瘤
p.92, 96, 144

腰果
p.126, 132

腹水
p.32, 91, 94, 221

腹瀉
p.26, 51, 91-94, 118, 122, 124, 135, 179, 186, 209, 211, 221

葉酸
p.76

葡萄汁
p.108, 212

葡萄乾
p.92, 105

葵花油
p.107, 169, 208

蜂蜜
p.89, 107, 114, 120, 176, 182, 183, 184, 187, 210, 212, 123, 215, 216

過敏
p.49, 91, 99, 221, 222

雷公根
p.94, 96, 97, 181, 183, 209, 215

電解質
p.51, 53

14 劃

瑪瑙
p.194, 195

碳鋼
p.195

綠寶石
p.195, 196

緊張
p.34, 38, 46, 60, 78, 81, 82, 86, 96, 98, 108, 132, 169, 176

膀胱
p.50, 66, 72

蒲公英根
p.92, 116

蓖麻油
p.32, 119, 177, 212, 213

辣椒
p.59, 97, 109, 116, 177, 208, 209

酶
p.26, 47, 103, 104, 144, 193

酸奶油
p.107, 208

鼻子
p.17, 27, 28, 37, 38, 76, 95-97, 128, 131, 175, 181, 188, 211

鼻腔
p.25, 34, 87, 95-97, 145, 176

鼻塞
p.49, 135, 151, 179, 188, 211

鼻竇
p.34, 45, 88, 94-96, 131, 175, 178, 182, 183, 213, 215

15 劃

噁心
p.89, 90, 123, 179, 184, 187

憂慮
p.77, 132

憂鬱
p.46, 149, 209

憤怒
p.30, 32, 34, 39, 41, 46, 49, 60, 77, 86, 87, 108, 132, 148, 150, 195, 199

憎恨
p. 32, 34, 39, 46, 49, 108, 150, 199

數論 Samkhya
p.14, 15, 17

暴飲暴食
p.104, 130

潰瘍
p.45, 80, 79, 92, 115, 116

皺葉酸模
p.116, 189

調息法
p.129, 144,146, 150, 151, 164, 165, 213

麩皮
p.92

16 劃

糖尿病
p.48, 52, 53, 88, 90, 93, 94, 115, 124, 143, 147, 151, 184, 189, 192, 222

蕁麻疹
p.98, 138, 138, 175, 179, 187, 222

貓眼石
p.194, 195, 198

靜脈曲張
p.149

頭痛
p.51, 94-96, 149, 150, 151, 175, 181, 182, 209, 212, 213

17 劃

優格
p.89, 98, 103, 107, 115, 118, 130, 179, 208, 216

檀香
p.99, 169, 210, 213, 214

濕疹
p.98, 222

糞便
p.5, 50, 51, 59, 83, 94, 180

膽汁
p.45, 51, 73, 87, 89, 91, 94, 138, 199, 202, 222

膽結石
p.199, 202

膽囊
p.45, 49, 66, 72, 73, 94, 174, 185, 193, 222

薑
p.97, 99, 109, 116, 124, 130, 131, 177, 178, 182, 183, 208-215, 218

薑黃
p.99, 107, 114, 116, 124, 174, 187-189, 208-211, 214, 215

黏液
p.34, 74, 87, 88, 89, 120, 130, 139, 180, 183, 184, 208, 210, 211

18 劃

斷食
p.90, 99, 104, 108-109, 130, 131

檸檬
p.105, 114, 115, 175, 208, 209, 211, 212, 214, 216

瀉藥
p.51, 91, 92, 99, 174, 177, 189

癤
p.210

藍寶石
p.194, 200

雞血石
p.194-196

關節
p.34, 37, 45, 48, 54, 82, 83, 93, 94, 98, 109, 119, 124, 131, 139, 143, 149, 175, 180, 182, 185, 187, 188, 189, 220, 221, 222

關節炎
p.45, 48, 82, 83, 93, 119, 124, 139, 149, 175, 188, 189, 221, 222

寶石
p.113, 172, 190, 194-200

蘆薈
p.93, 173, 174, 210-213

灌腸
p.87, 91, 93, 94, 145, 214

變性 rajas
p.15-17, 40, 42, 180, 186

癲癇
p.88, 90, 96, 136, 175, 187, 97, 101, 222

鹽
p.51, 53, 82, 83, 88-90, 92, 96, 98, 107, 115, 124, 130, 182, 188, 189, 194, 208, 209, 211, 213-215

顱骨
p.80

鑽石
p.194-197

BH0048R

阿育吠陀原理：自我修復的科學
Ayurveda: The Science of Self-Healing: A Practical Guide

作　　者｜維桑特・賴德（Vasant Lad）
譯　　者｜劉海凝
責任編輯｜于芝峰
協力編輯｜洪禎璐
美術設計｜劉好音
封面設計｜柳佳璋

發 行 人｜蘇拾平
總 編 輯｜于芝峰
副總編輯｜田哲榮
業務發行｜王綬晨、邱紹溢、劉文雅
行銷企劃｜陳詩婷

出　　版｜橡實文化 ACORN Publishing
　　　　　231030 新北市新店區北新路三段 207-3 號 5 樓
　　　　　電話：（02）8913-1005 傳真：（02）8913-1056
　　　　　網址：www.acornbooks.com.tw
　　　　　E-mail 信箱：acorn@andbooks.com.tw

發　　行｜大雁出版基地
　　　　　231030 新北市新店區北新路三段 207-3 號 5 樓
　　　　　電話：（02）8913-1005 傳真：（02）8913-1056
　　　　　讀者服務信箱：andbooks@andbooks.com.tw
　　　　　劃撥帳號：19983379 戶名：大雁文化事業股份有限公司

印　　刷｜中原造像股份有限公司
二版一刷｜2023 年 7 月
二版二刷｜2024 年 2 月
定　　價｜450 元
I S B N｜978-626-7313-30-5

國家圖書館出版品預行編目（CIP）資料

阿育吠陀原理：自我修復的科學／維桑特・
賴德（Vasant Lad）作；劉海凝譯. － 二版. －
臺北市：橡實文化出版：大雁出版基地發行，
2023.07
240 面；23*17 公分 . --（Bh；48）
譯自：Ayurveda: The Science of Self-Healing:
A Practical Guide
ISBN 978-626-7313-30-5（平裝）

1.CST：健康法

411.1　　　　　　　　　　　112010044

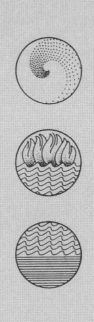

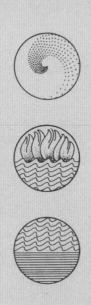

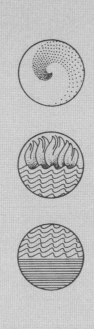

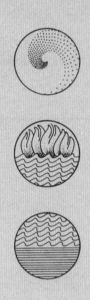